Paolo Bavastro

Herz- und Gefäßerkrankungen

Paolo Bavastro

Herz- und Gefäßerkrankungen

Vorbeugung – Verhalten – Behandlung

MAYER

Dr. med. Paolo Bavastro, Internist, Kardiologe, Betriebsmedizin, ist Leitender Arzt der Inneren Abteilung der Filderklinik bei Stuttgart. Rege Unterrichts- und Vortragstätigkeit in verschiedenen Bereichen, unter anderem über Innere Medizin, Kardiologie, Organverpflanzung, Sterben und Tod, ethische Fragen in der Medizin und Biologie.
Mitglied der Forschungsgemeinschaft Ethik der Gesundheitsversorgung der Universität Bielefeld.
Zahlreiche Veröffentlichungen, unter anderem folgende Buchveröffentlichungen: *AIDS – Gesichtspunkte zur Sexualität,* 1988; *Risiko-Organ Herz,* 1989; *Anthroposophische Medizin auf der Intensivstation,* 1994; *Organspende – der umkämpfte Tod,* 1994; *Die Würde des Menschen ist unantastbar,* 1996; *Bioethik,* 1996; *Der umstrittene »Hirntod«,* 1996; *Individualität und Ethik,* 1997; *Das Herz des Menschen, 1999.*

Die Deutsche Bibliothek – CIP Einheitsaufnahme

Bavastro, Paolo
Herz- und Gefäßerkrankungen :
Vorbeugen – Verhalten – Behandlung /
Paolo Bavastro. – Stuttgart ; Berlin : Mayer, 2000
ISBN 3-932386-39-6

ISBN 3-932386-39-6

Umschlaggestaltung: Bruno Schachtner, Dachau
Herstellung: Gulde-Druck, Tübingen

Alle Abbildungen und Tabellen sind entnommen aus:
Paolo Bavastro, Hans Christoph Kümmell (Hrsg.):
Das Herz des Menschen, Stuttgart 1999.

Inhalt

Einführung

Betrachtet man alle gemeldeten Krankheiten, so stehen in jeder Hinsicht die Herz-Erkrankungen und die der Gefäße an erster Stelle. 1995 waren dies über 30 %. Dagegen betrafen die Tumorerkrankungen etwa 10 % und die Verdauungskrankheiten ebenfalls etwa 10 %.

1996 waren von 882.843 Bundesbürgern 24–27 % an Tumorerkrankungen, 4–7 % an Erkrankungen des Verdauungstraktes, aber 43–68 % (je nach Altersstufe) an Erkrankungen des Herz-Kreislauf-Systems verstorben. Zum Vergleich: 0,9 % der Verstorbenen kamen durch Verkehrsunfälle ums Leben. Weit mehr als jeder zweite Bundesbürger stirbt also an einer Erkrankung des Herz-Kreislauf-Systems.[1]

Vielen Erkrankungen des Herzens und der Gefäße gehen zunächst kaum spürbare Prozesse oder Krankheitsentwicklungen voraus; auf den ersten Blick scheint die Krankheit dann eines Tages plötzlich ausgebrochen zu sein und wird als »Katastrophe« erlebt: so beispielsweise ein Herzinfarkt oder ein Schlaganfall. Der Weg der Krankheit bis dahin ist aber das Entscheidende, auch weil jeder Mensch selbst etwas dagegen tun könnte (siehe beispielsweise die sogenannten Risikofaktoren). So kommt dem eigenen Verhalten ein großes Gewicht zu, denn viele schädigende Faktoren ließen sich relativ leicht vermeiden oder gar ausschalten. – Die Änderung des eigenen Verhaltens ist aber erfahrungsgemäß ein sehr schwieriges Vorhaben!

1 Statistisches Taschenbuch, Gesundheit, 1998, Bundesministerium für Gesundheit; Gesundheitsbericht für Deutschland, Statistisches Bundesamt, Wiesbaden 1998.

In diesem Buch werden einige Prinzipien des Herz-Kreislauf-Systems besprochen und vor diesem Hintergrund die Bedeutung der Risikofaktoren erläutert. Die einzelnen Krankheiten des Herz-Kreislauf-Systems können dabei nicht so ausführlich wie in einem Lehrbuch besprochen und geschildert werden; es kann sich daher nur um eine kurze Beschreibung handeln, die ein Verständnis für die Entstehung der Beschwerden vermitteln möchte.

Wichtig ist, daß das jeweilige Vorgehen und die notwendigen Schritte mit dem Kardiologen Ihres Vertrauens besprochen werden.

Sommer 2000 Paolo Bavastro

Wirksame Prinzipien im Herz-Kreislauf-System

Die Phänomene einmal anders betrachtet

Die moderne Kardiologie hat im 16. Jahrhundert historisch einen bedeutsamen Wendepunkt erfahren. Die bis dahin herrschende Meinung vertrat die Auffassung, daß das Blut vom Herzen in die Peripherie des Körpers strömt und dort ins Nichts versickert; aus der Nahrung würde sich neues Blut bilden und vom Herzen erneut in die Peripherie strömen. William Harvey (1587–1657) hat dann als erster die Idee des Kreislaufs für das Fließen des Blutes im Körper entwickelt.

Seit diesem Paradigmenwechsel widmeten sich verschiedene Forscher einzelnen Problemen, eine Gesamtbetrachtung wurde aber nicht mehr vorgenommen. So setzte sich bald eine rein mechanistische Auffassung durch – diese war bei Harvey noch nicht formuliert worden. Das Herz wurde fortan als eine Pumpe verstanden, und diese Ansicht ist bis heute weit verbreitet.

Eine Fülle von physiologischen und anatomischen Untersuchungen führte im Laufe der darauffolgenden Jahrhunderte zu einer immer besseren und genaueren Kenntnis des Herzaufbaues und der Herzfunktion.

Erste direkte Druckmessungen im Herzen mittels Katheter wurden 1929 durch Werner Forssmann im Selbstversuch durchgeführt; daraus entwickelte sich dann rasch die Technik der Sondierung der Herzkranzgefäße (Coronarografie) sowie die heutige Möglichkeit, Gefäßverengungen aufzudehnen (PTCA oder Ballondilatation 1964).

1953 wurde die Herz-Lungen-Maschine erfunden, die die Möglichkeit eröffnete, am ruhenden, stillgelegten Herzen zu operieren. Die sogenannte Klappenchirurgie (Ersatz von erkrankten Herzklappen durch künstliche) sowie die Coronarchirurgie (Bypass-Operationen) konnten sich im folgenden entwickeln. Schließlich wurde im Dezember 1967 die erste Herztransplantation durchgeführt.

Aus der nach und nach sich durchsetzenden mechanistischen Auffassung des Herzens haben sich faszinierende Behandlungsmöglichkeiten ergeben, die selbst punktförmig einen Defekt erkennen und beheben können. Aus der Sicht der geschichtlichen Entwicklung war dies ein logischer, konsequenter und notwendiger Prozeß; allerdings sind andere Aspekte im Laufe der Entwicklung aus der Betrachtung gleichsam herausgefallen.[2]

Das Herz bewegt sich in Systole (Kontraktion) und Diastole (Erschlaffung), das Blut transportiert Sauerstoff und Substanzen, die für die Aufrechterhaltung der Homöostase wichtig sind (Gleichgewicht im Gewebe). Für ein tieferes Verständnis des Herz-Kreislauf-Systems reicht diese Betrachtungsweise allein jedoch nicht aus.

Die heute einseitig naturwissenschaftlich geprägte Medizin sieht alle Funktionen, auch beim Menschen, als rein chemisch-physikalische Vorgänge. Eine Eigenständigkeit seelischer oder geistiger Prozesse wird als nicht existent oder als der Wissenschaft nicht zugänglich definiert: Gerade die Selbstbeschränkung einzig auf das Stoffliche macht die Stärke der heutigen Medizin aus – und gleichermaßen ihre Schwäche.

2 Zur weiteren Vertiefung siehe auch Paolo Bavastro/Hans Christoph Kümmell (Hrsg.): Das Herz des Menschen, Stuttgart 1999.

Es ist der Bereich der Stoffe, des Körpers, des Mineralischen – dessen also, was zählbar, meßbar und wiegbar, beziehungsweise was sinnlich-wahrnehmbar ist. Diesen Bereich nennen wir den physischen Leib, den die Menschen, wie jedes andere Lebewesen, mit der Welt des Mineralischen, des Gewordenen gemeinsam haben. Es handelt sich um einen Raumesleib. Die materiellen Grundlagen unserer Existenz zu untersuchen und zu studieren ist berechtigt und notwendig – einseitig wird eine solche Art der Beschäftigung jedoch, wenn sie *ausschließlich* auf dieser Ebene der Realität geschieht und dieser Teilbereich der Wirklichkeit für das Ganze, für die alles umfassende Wirklichkeit gehalten wird.

Mit Beginn des 20. Jahrhunderts ist eine Wissenschaft vom Geistigen aufgetreten, die in ebenso exakter, überprüfbarer Wissenschaftlichkeit mit klarer erkenntnistheoretischer Methode das Geistige als Realität in der Welt beschreibt: Es ist die Anthroposophie, wie sie durch Rudolf Steiner (1861–1925) inauguriert wurde. Sie sucht das Geistige im Menschen mit dem Geistigen im Weltall zu verbinden. Neben der Realität des Physischen beschreibt sie die Realität des Lebendigen, des Seelischen und des Geistigen – erst dann haben wir die Berechtigung von der Ganzheit des Menschen zu sprechen.

Die Lebensorganisation, von Steiner auch als Ätherleib bezeichnet, bewirkt, daß die Stoffe in einem lebendigen Zusammenhang gehalten werden, daß sie einer anderen Gesetzmäßigkeit gehorchen als im Toten; einen Eindruck von diesem Unterschied bekommt man bei der Betrachtung der Verdauungsorgane im lebendigen und toten Leib: Im ersten Zustand werden Nahrungsstoffe verdaut – im zweiten verdaut der Leib sich selbst, die Gesetze der Physik und Chemie gelten nun wieder. Der Ätherleib ist als Kräfteorganisation, als Ordnungsgefüge zu denken, als Zeitenleib, den alle Lebewesen haben. In gewisser Weise sind es tief unbewußte, ja vegetative Funktionen, die er bewirkt: Stoffwechsel, Wachstum, Reproduktion, Physiologie. Die Auftriebskraft, das Wachstum, das langsame Fließen der Säfte, der dadurch ermöglichte Aufbau sind Elemente, die wir typischerweise im Pflanzenreich finden. Alle physiologischen Vorgänge sind wahrnehmbare Wirkungen des Ätherischen im Physischen. Dem Ätherleib entspricht das Schlafbewußtsein, das Erinnern, die Kräfte der Gesundheit, der Selbstheilung, die wir therapeutisch ansprechen wollen.

Eine Salutogenese (das Stärken und Aktivieren der Gesundungskräfte) bleibt ohne die Realität dieses Lebensleibes eine leere Worthülse.

Die nächste Ebene – Seelenleib oder Astralleib genannt – ist die der seelischen Gefühle, Instinkte, Triebe, Begierden, Emotionen und Impulse: etwa Sympathie/Antipathie, Liebe/Haß oder Freude/Trauer. Diese seelische Kraft gibt uns Bewußtsein; wenn sie im Leib eingreift, so gibt es Muskelkontraktionen, Drüsenaktivität und Ausscheidungen bis hin zum Herzklopfen, Blutdruckanstieg, Schweißbildung, Urinbildung – so zum Beispiel, wenn wir freudig erregt oder angespannt sind. In der außermenschlichen Natur finden wir diese Kraft im Tierreich; ihr entspricht das Luftförmige. Rhythmus entsteht im Menschen als Eingreifen und Loslassen des Astralleibes im Ätherischen.

Die obere und vierte Stufe wird als Ich bezeichnet, beziehungsweise als Ich-Organisation des Menschen: Hier lebt das Selbstbewußtsein, das menschliche Denken als immaterieller Vorgang, als geistige Kraft, und es herrscht

Wachbewußtsein, Geistesgegenwart. Die physiologische Grundlage für diese individualisierende Kraft bilden die Sinnesorgane und Wärmevorgänge im Körper; sie wirkt koordinierend, sinngebend, den sinnvollen Zusammenhang aller Vorgänge im Körper aufrecht erhaltend.

Die folgende Übersicht soll das bisher Geschilderte noch einmal zusammenfassen. (Tabelle 1, S. 14)

Die Vorgänge im rhythmischen System bleiben unserem Bewußtsein weitgehend verborgen. Krankhafte Veränderungen (Bluthochdruck, Fettstoffwechselstörung beispielsweise) sind kaum wahrnehmbar, erst ihre Folgen (Schlaganfall oder Herzinfarkt) sind für uns spürbar. Dieses Phänomen gehört zum Wesen des rhythmischen Systems. Rudolf Steiner hat einmal ausgeführt: »Rhythmische Vorgänge sind weder in der Natur, noch im Menschen etwas Physisches. Man könnte sie halbgeistig nennen. Das Physische als Ding verschwindet im rhythmischen Vorgang.«[3]

Die physische Welt wird gleichsam im rhythmischen Vorgang aus der reinen Gesetzmäßigkeit des Physikalischen, aus der Schwere herausgehoben. Es ist bekannt, wie schwere körperliche Arbeit durch Rhythmus erleichtert werden kann oder überhaupt erst durchführbar wird. Man denke nur an die Lieder der Flößer oder Holzfäller! Durch rhythmisches Anspannen und Entspannen läßt sich Kraft einsparen, beziehungsweise wird Erschöpfung vermieden. Das Entspannen ist dabei eine notwendige und wichtige Voraussetzung für eine sinnvolle Anspannung – Entspannung ist ein aktiver Vorgang!

3 Rudolf Steiner: Anthroposophische Leitsätze, GA 26.

Ich-Organisation	Wachbewußtsein Selbstbewußtsein	Präsenz Geistesgegenwart	Wärme Sinnesleben	Steuerung Sinn-Gebung-Ziele Koordination	Mensch
Seelen-Leib Astralleib	Bewußtsein	Empfindung Seelische Regungen	Luft-Organismus Muskel Drüsen	Regulation Reflexe	Tier
		Atmung Herz-Kreislauf	Rhythmisches System Rhythmische Vorgänge		
Lebensleib Ätherleib	Schlafbewußtsein	Vegetativum	das Flüssige das Fließen die Fläche Zeit	Funktion Leben	Pflanze
Stoff-Leib Physischer Leib		Stoff	das Feste das Gewordene Raum	Form	Mineral

Tabelle 1: Wirksame Prinzipien im Herz-Kreislauf-System

Das Rhythmische hat eine ordnende, harmonisierende Funktion im Organismus: Das eher Chaotische der Stoffwechseltätigkeit und der Gewebsflüssigkeit beispielsweise wird durch die Zirkulationsorgane rhythmisiert. Die Spannung innerhalb der verschiedenen Prozesse im Menschen (Gesundheit, Krankheit, Leben, Tod, Ernährung, Aufbauen, Abbauen) ist nichts statisch Festes, es sind vielmehr labile und empfindliche Systeme.

Das Funktionelle, also das Wirken des Ätherischen in den Vorgängen des Organismus, ist das Primäre; Formationen und Deformationen müssen aus dem Funktionellen hervorgeholt und verstanden werden.

Rhythmische Phänomene im Menschen sind schon lange bekannt: Temperatur, Puls, Blutdruck, Ausscheidungen, Hormonbildungen – sie alle schwanken im Tagesverlauf in typischer Weise. Es ist erwiesen, daß eine Starre, also ein Nicht-Mehr-Schwingen-Können im Tagesablauf, in den meisten Fällen krankhafte Bedeutung hat. Im Pendeln besteht das Wesentliche, das unser menschliches Wesen ausmacht. Rhythmus ermöglicht das dynamische Gleichgewicht zwischen den Prozessen, zwischen Astralleib und Ätherleib, vermittelt zwischen diesen beiden Qualitäten; durch die Integration der Ich-Organisation wird das Rhythmische im Gleichgewicht gehalten, es wird gerichtet, bekommt und behält sein Maß.

Ausdruck der Wechselwirkung der vier Wesensglieder sind rhythmische Vorgänge, die im Herz-Kreislauf-System in reinster Form erscheinen. Rhythmus ist Eintauchen und wieder Loslassen von Seelenleib und Ich im physischen Leib und Lebensleib – ein labiles und gleichzeitig sensibles Organsystem, das einerseits das Seelenleben ermöglicht, aber gleichzeitig empfindlich macht für viele Faktoren, die von außen auf uns zukommen und zu Krankheiten im Herz-Kreislauf-System führen können. Es ermöglicht eine Öffnung zur Außenwelt und gleichzeitig das In-sich-Geschlossensein der menschlichen Wesenheit.

Unsere Lebensweise sowie die Zivilisation in der industrialisierten Welt begünstigen verhärtende und Abbauende sowie sklerotisierende Tendenzen. Die permanente Sinnesüberflutung darf in diesem Zusammenhang nicht vergessen werden.

Im Atemholen sind zweierlei Gnaden:
Die Luft einziehen, sich ihrer entladen.
Jenes bedrängt, dieses erfrischt;
So wunderbar ist das Leben gemischt.
Du danke Gott, wenn er dich presst,
Und dank' ihm, wenn er dich wieder entlässt.

J.W. Goethe (westöstlicher Divan)

Kardiologisch gesprochen handelt es sich bei dem beschriebenen Phänomen um den Ausgleich zwischen zwei Qualitäten: zwischen Systole und Diastole, zwischen Kontraktion und Loslassen. Der Ausgleich besteht nicht in einer Mischung, sondern im rhythmischen Pendeln zwischen den Polaritäten: Im Rhythmus werden Polaritäten zu einer zeitlich gegliederten Einheit integriert.

Im Studium lernt jeder Mediziner, welche Funktionen dem Herz-Kreislauf-System zugeordnet werden. Für ein tieferes Verständnis der Qualitäten, die sich in diesem System manifestieren, reichen solche schulmedizinischen Betrachtungen jedoch nicht aus.

Der Kapillarkreislauf – jener Bereich der kleinsten Haargefäße, im gesamten Körper feinst verteilt – ist der einzige offene Bereich im Herz-Kreislauf-System. Hier finden die wesentlichen Austauschvorgänge mit dem Gewebe statt – Vorgänge, die das Leben ermöglichen und aufrecht erhalten. Bei der Nahrungsaufnahme findet eine rege Aktivität des Organismus statt, die sich in der Sekretion der Drüsen und in der Beweglichkeit der Darmabschnitte äußert; der Organismus muß sich mit der für ihn fremden Nahrung auseinandersetzen, und die Aufgabe der Verdauung ist es, die Nahrungsmittel so zu verwandeln, daß jede Spur ihres Ursprungs getilgt wird: Zunächst mechanisch im Mund, später durch die Verdauungssäfte wird der Stoff in seine Bausteine zerkleinert und aufgelöst. Der menschliche Organismus kann nur bestehen, wenn in ihm Lebendiges ist. Die abgetöteten Bestandteile passieren die Darmwand und werden über das Kapillarsystem in den Kreislauf aufgenommen, verlebendigt und in die Wirkungsphäre des Lebendigen, des Ätherischen übernommen.

Können wir im Kapillarsystem besondere Gesetzmäßigkeiten des Lebendigen, des Ätherischen finden? Die Gefäße haben in diesem Bereich einen Durchmesser von etwa 30 µm und darunter – die roten Blutkörperchen sind aber größer. Wie können sie hindurchfließen? Durch ihre Beschaffenheit können diese sogenannten Erythrozyten sich elastisch-plastisch verformen und sind somit extrem anpassungsfähig. Die größte Fläche im Körper stellt die Fläche der Kapillaren dar mit etwa 300–700 m^2! (Im Vergleich dazu beträgt die Körperoberfläche, also die Haut, ganze 1,5–2 m^2!) Diese Gesamtfläche jeder Kapillare ist je nach Organ aktiv durchlässig zum Gewebe und ermöglicht so den lebenserhaltenden Austausch von Stoffen und Flüssigkeit. Ist diese Durchlaßfunktion einmal gravierend gestört, ist ein Weiterleben nicht mehr möglich – der Organismus fließt gleichsam aus und verliert den notwendigen Halt. Blut ist eine eiweißreiche und zellreiche Flüssigkeit, die nur zäh fließt.

Durch das Strömungsprofil im Kapillargefäß selbst (viele dünne Flüssigkeitsschichten, mit unterschiedlicher Geschwindigkeit), fließt das Blut deutlich leichter – ja, fast so gut wie Wasser – selbst durch diese engen Gefäße. Diese Fließerleichterung, die in der Natur physikalisch durch Temperaturerhöhung bewirkt wird, wird beim Menschen durch Struktur und Strömungsmuster in einer komplizierten, faszinierenden Weise erreicht. Die Schwere wird gleichsam überwunden und das Physische lebensfähig gemacht – durch die besondere Art des Fließens!

Die innere Schleimhaut (das Endothel) der Gefäße bildet Stoffe, die die Weite des Gefäßes regulieren. Druckphänomene im arteriellen Schenkel der Kapillaren werden in Sog verwandelt, und so wird Stoffwechsel ermöglicht: Saugen ist eine Eigenschaft des Ätherischen.

Diese in aller Kürze skizzierten Besonderheiten des Kapillarkreislaufes weisen jenen Abschnitt des Kreislaufes als besonderen Ort aus, an dem Qualitäten des Lebens (Fläche, Strömung, Offenheit, Austausch, Sog) in einzigartiger Prägung zu finden sind. Das Vitalisieren, das Eingreifen des Ätherischen sind hier deutlich erfahrbar.[4]

Verfolgen wir die weiteren Abschnitte des Kreislaufes, so treten andere Schwerpunkte in den Vordergrund. Die

4 Zur weiteren Vertiefung siehe auch: Paolo Bavastro/Hans Christoph Kümmell (Hrsg.): a.a.O.

Kapillargefäße vereinigen sich und bilden immer größere Gefäße, die schließlich zu Venen werden; es sind dünnwandige Gefäße, die das Blut zum Herz führen. Die dünne Muskelschicht, meist nur einzelne Muskelfasern, ist außen an der Venenwand angeordnet. Die Blutströmung in der Vene ist langsam, kontinuierlich, der Blutdruck ist niedrig, ohne große Schwankungen. Insgesamt ergibt sich das Bild eines langsam und behäbig dahinfließenden Stromes. Dieser Strom benötigt impulsierende Hilfen von außen.

Die Leber, ein zentrales Organ des Stoffwechsels und des Aufbaues, ist in den venösen Kreislauf eingeschaltet. Ein Zuviel an arteriellem Blut richtet sie rasch zugrunde. Sie befindet sich im rechten Oberbauch an einer Stelle, die bei Lagewechsel des Körpers keine Änderung des venösen Druckes zeigt. Dieses wichtige Organ des Stoffwechsels vermeidet Druckänderung, es benötigt für seine Funktion einen konstanten und ruhigen Fluß mit niedrigem Blutdruck. Bekommt die Leber zu viel arterielles Blut, also sauerstoffreich mit hohem Druck, so wird sie umgebaut und verhärtet sich zusätzlich. Sie wird normalerweise zu zwei Dritteln venös und nur zu einem Drittel arteriell durchblutet: Darin sieht man deutlich, wie sie gleichsam physiologisch eine zu starke Arterialisierung vermeidet.

Im Verlauf der Venen sind einige Hilfen zu finden, die von außen das Blut in Richtung Herz impulsieren. Zum leichteren Verständnis stelle man sich den Weg des Blutes von den unteren Extremitäten, von den Beinen, zum Herzen vor. Die Beinvenen zeigen in regelmäßigen Abständen Venenklappen, die ein Zurückfließen des Blutes verhindern. Die Betätigung der Beinmuskulatur beim Gehen bewirkt eine Kompression von außen auf das Gefäß. Dabei entstehen Druckunterschiede, die in der gleichen Größenordnung liegen wie die im Herzen. Dieser Druck, im Wechsel mit Entspannung, impulsiert das Blut. Dieses wichtige Phänomen wird Muskelpumpe genannt, von einigen Autoren sogar als peripheres Herz bezeichnet. Es kann bis zu einem Drittel der Energie liefern, die das Blut zum Kreisen im Körper benötigt.

Eine weitere Unterstützung bekommt das Blut durch die Bewegung des Zwerchfells, also über die Atmung. Durch Über- und Unterdruck im Brustkorb wird das Blut angesaugt und schneller zum Herzen befördert.

Die Anpassungsfähigkeit des venösen Systems ist eindrucksvoll bei jeder Oberbauchsonografie zu sehen, wenn der Patient tief einatmet: Beim gesunden Herzen sieht man das nahezu komplette Zusammenfallen der unteren Hohlvene – ein Unterschied zum arteriellen Kreislaufschenkel.

Das Niederdrucksystem (Kapillarkreislauf, Vene, rechtes Herz, Lungenkreislauf) nimmt etwa 85 % der gesamten Blutmenge des Körpers auf. Im Hochdrucksystem (linkes Herz und Arterie) finden wir dagegen nur 15 % des Blutes. Also: Im venösen Schenkel ist viel Flüssigkeit, viel Volumen und sehr wenig Druck – im arteriellen Schenkel viel Druck bei wenig Volumen.

Die Dehnbarkeit (die Fähigkeit, Volumen aufzunehmen, ohne nennenswerte Druckerhöhung) ist im venösen System etwa zweihundertmal höher als im arteriellen. Diese Phänomene zeigen eindrucksvoll die Aufnahmefähigkeit des Niederdrucksystems: Es kann Volumen aufnehmen, vermeidet dabei aber eine Druckerhöhung. Das Hochdrucksystem (Arterie) dagegen baut rasch Druck auf, verhindert aber eine Volumenaufnahme. Diese Qualitäten des Niederdrucksystems entsprechen als Gestus der

Diastole, der Entspannung, der Aufnahme. Entspannung ist aber eine aktive Fähigkeit, eine Qualität, die zur Ruhe führt, die dem aufbauenden Stoffwechsel und dem Schlaf zugeordnet ist. Arterie und Vene – die Gesten, die dadurch in Erscheinung treten, sind Polaritäten!

Betrachten wir nun die Veränderungen der Kreislaufgrößen während der Schwangerschaft. Schon sehr früh kommt es zu einer Senkung des peripheren Gefäßwiderstandes um etwa 15 %, zu einer Senkung des mittleren arteriellen Druckes. Der diastolische Druck sinkt mehr als der systolische; bei einer normalen Schwangerschaft nimmt die Fließfähigkeit des Blutes deutlich zu, in der 6. Schwangerschaftswoche beginnt die Zunahme des Blutvolumens, aber insbesondere des Plasmavolumens. In der 30. Schwangerschaftswoche erreicht diese Zunahme 50% für das Blutvolumen mit einer Steigerung des Herzzeitvolumens um etwa 40–50%. Im Verhältnis dazu steigt die Zahl der roten Blutkörperchen nur um 25–30%, so daß eine relative Verdünnung des Blutes die Folge ist. Diese Phänomene zeigen die Zugehörigkeit der Schwangerschaft zum venösen Gestus: Druckphänomene (Widerstand und Blutdruck) nehmen ab, Volumen steigt und die Fließfähigkeit verbessert sich. Nur auf diese Weise ist Aufbau möglich, nur in einem solchen Milieu kann sich ein Embryo entwickeln. Nimmt dagegen plötzlich der Gestus des Astralleibes zu, also des arteriellen Systems, etwa bei einer Schwangerschaftsvergiftung (Gestose: hoher Blutdruck, übersteigerte Wasseransammlung und anderes), so ist das Leben des Embryos akut gefährdet. Die Plazenta verhindert aktiv eine zu starke Arterialisierung des embryonalen Blutes: Der Embryo wächst in einem rein venösen Milieu auf und wird gleichsam durch den Mutterkuchen geschützt, zu viel Sauerstoff zu bekommen. (Abb. 1 und 2.)

Die Arterien sind Gefäße mit einer dicken Wand, die elastische Fasern und Muskelfasern enthält. Schon auf geringe Volumenschwankungen folgt eine Blutdruckände-

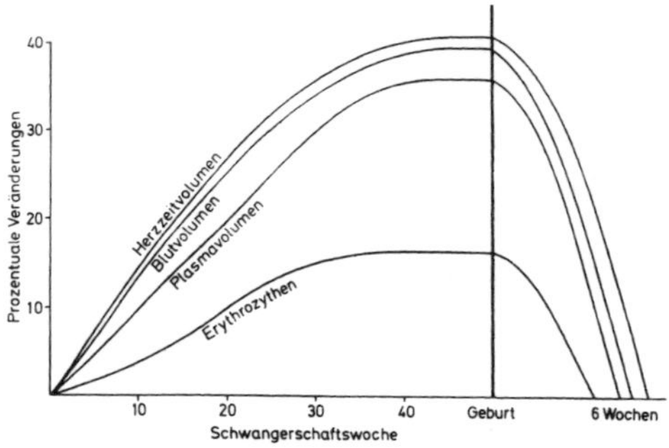

Abb. 1: Kardialer Output und Veränderungen des Blut-, Plasma- und Erythrozytenvolumens während der Schwangerschaft und post partum. Werte nach verschiedenen Literaturangaben.

Parameter	Richtung der Veränderung	Durchschnittliche Veränderung
Blutvolumen	▲	35 %
Plasmavolumen	▲	45 %
Erythrozytenvolumen	▲	20 %
Herzminutenvolumen	▲	40 %
Schlagvolumen	▲	30 %
Herzfrequenz	▲	15 %
Peripherer Gesamtwiderstand	▼	15 %
Mittlerer arterieller Druck	▼	15 mm Hg
Systolischer Blutdruck	▼	0 – 5 mm Hg
Diastolischer Blutdruck	▼	10 – 20 mm Hg
Zentralvenöser Blutdruck	keine Veränderung	

Abb. 2: Prozentuale Veränderung einiger hämodynamischer Werte während der Schwangerschaft.

rung; kleine Mengen an Volumen (Flüssigkeit oder Blut) erzeugen im arteriellen System eine deutliche Blutdrucksteigerung. Der hohe systolische Druck ist Ausdruck für die Impulsierung, die Anspannung und in der Regel identisch mit dem höchsten Druck im Herzen. Der tiefere diastolische Druck (der sogenannte zweite Wert) zeigt den »Haltetonus«, die »Grundspannung« der Arterie: Die Arterie behält einen Grundtonus, eine Grund-Anspannung bei – das heißt, das vollständige Loslassen wie bei der Vene oder das rhythmische Wechseln wie beim Herzen liegt nicht in ihrem Wesen.

In der Arterie herrschen Druckschwankungen, das Blut fließt diskontinuierlich und unterbrochen. Es wird impulsiert und fließt schnell. Wenn der systolische Impuls nachläßt, kann der Fluß kurzzeitig stillstehen. Die Diskontinuität ist eine Eigenschaft, die auf Bewußtseinsprozesse, auf Wachsein hinweist, auf Abbauprozesse. Das sauerstoffreiche arterielle Blut ermöglicht in den Organen Oxydation, Verbrennung und Abbau. Dies sind Phänomene, die auf die organisch gebundene Tätigkeit des Astralleibes hinweisen. Der arterielle Kreislauf entspricht der Systole, dem Impulsieren. Die Arterien lagern mit der Zeit Kalk in die Gefäßwand ein. Allgemein bekannt ist die Arteriosklerose, die ausschließlich Arterien befällt und nicht die Venen – mit einer Ausnahme: Wird eine Vene aus dem Körper entnommen und als aorto-coronarer Bypass operiert, also in den arteriellen Kreislauf gebracht, so arterialisiert sie bis in die Struktur hinein und kann sich arteriosklerotisch umbauen, bis hin zu Verengungen und Verschlüssen. Wir sehen daran, daß Arterien und Venen zwei Kräftesysteme, beziehungsweise zwei Urbilder sind. Betrachtet man das Niederdrucksystem im Vergleich zum arteriellen System, so fällt auf, daß im Druckverhalten eine Entsprechung besteht, nur auf einem höheren Niveau. Im arteriellen System wiederholt sich das Druckverhalten: Es ist etwa um den Faktor vier höher. Es wiederholt sich auch im Druck das Verhältnis 4:1 wie beim Puls-Atem-Quotienten (Verhältnis zwischen Herzschlag und Atemfrequenz). Das unterschiedliche Druckniveau zeigt das differenzierte Eingreifen des Seelenleibes: im arteriellen System stark, im venösen gering.

Das Herz ist das zentrale Organ des Herz-Kreislauf-Systems. Betrachtet man seine Struktur, so läßt es sich als

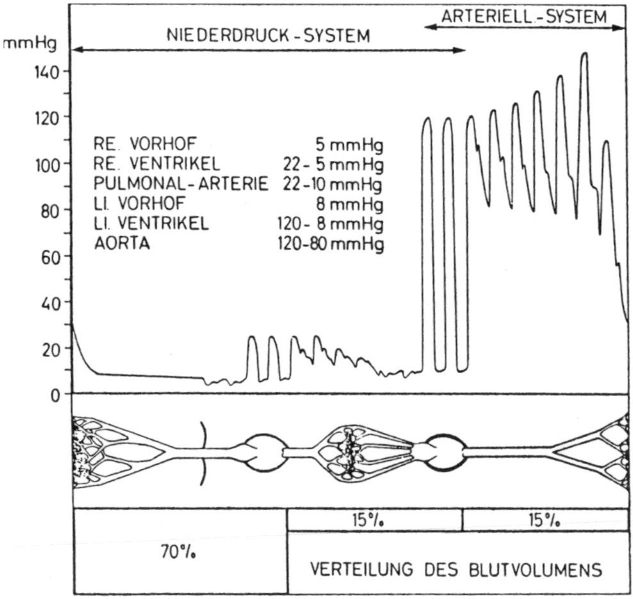

Abb. 3: Profil des Blutdrucks in den verschiedenen Kreislaufabschnitten. Darunter Verteilung des Blutvolumens in %.

Muskel beschreiben, der zu rhythmischen Kontraktionen fähig ist. Es besteht aus einer quergestreiften Muskulatur, obwohl es keiner willkürlichen Kontrolle unterliegt. Im Unterschied zur sonst quergestreiften Körpermuskulatur kann es nicht krampfen – also ein durch und durch rhythmisches Organ!

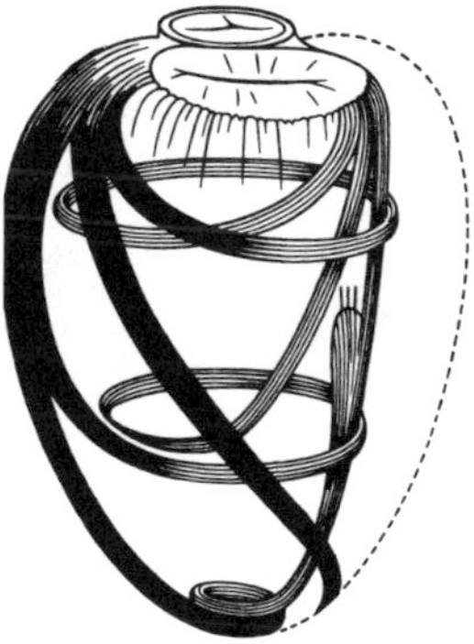

Abb. 4: Schematische Darstellung der Muskelfasern des linken Herzventrikels.

Der linke Ventrikel (die linke Kammer) ist relativ starr und steif, die Form bleibt konstant. Der rechte Ventrikel dagegen legt sich gleichsam um den linken teilweise herum, ist anpassungsfähiger und in seinem Kontraktionsmuster optisch betrachtet viel weicher.

Der Faserverlauf des Herzens ist schichtweise aufgebaut: Im ganzen Herz sowie im linken Ventrikel zeigt sich ein spiraliger Muskelverlauf. Betrachtet man den Faserverlauf von der Herzspitze aus, so sind wirbelförmig angeordnete Muskelfasern zu sehen. Die Anordnung dieser Fasern und der Gefäße unterscheidet sich aber zwischen

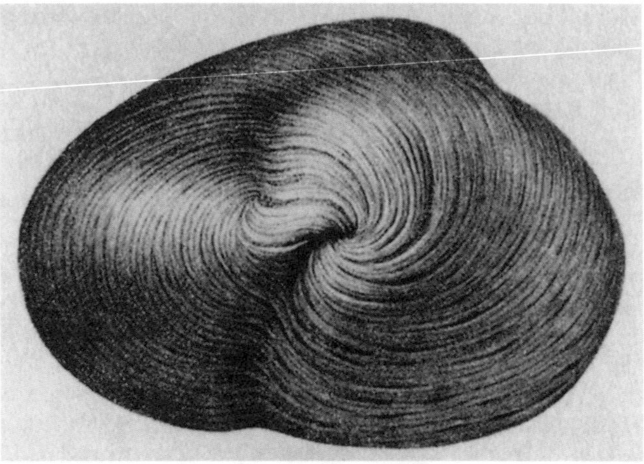

Abb. 5 Ansicht des Herzens von kaudal, sog. Vortex, spiralisierte Muskulatur, Umkehr der Fasern nach innen zu, das heißt in Richtung auf die Trabeculae carnae und Papillarmuskel der linken Herzkammer.

dem rechten und linken Ventrikel deutlich. Dadurch ist der rechte Ventrikel empfindlicher gegenüber stofflich-toxischen Schädigungen, der linke Ventrikel dagegen empfindlicher gegenüber Sauerstoffmangel.

Systole und Diastole sind beide gleichermaßen konstitutiv (bildend) für das Herz. Die Systole impulsiert, nachdem das in den Ventrikel eingeflossene Blut kurz zum Stillstand gebracht wurde. Hier zeigt sich deutlich die Stauungsfunktion des Herzens. Es läßt sich in dieser Beziehung auch als Stauorgan auffassen. Die Diastole nimmt im gesunden Zustand Volumen ohne wesentlichen Druckaufbau auf. Die Systole umfaßt etwa ein Drittel des Herzzyklus, während ganze zwei Drittel für die Diastole in

Anspruch genommen werden. Die Systole ist starr, kaum frequenzabhängig, ganz im Unterschied zur Diastole, die eine deutliche Frequenzvariation zeigt (siehe Abb. 6). Dieses Frequenzverhalten der Diastolendauer erklärt auch das klinische Phänomen, daß ein krankes Herz eine Tachykardie (Herzrasen) viel schlechter als ein gesundes verträgt. Das Limitierende ist hier nicht die Systole, sondern die Systolen*dauer*: Die Verkürzung kann über eine mangelnde Füllung zur akuten Dekompensation (Herzschwäche) eines bis dahin noch kompensierten kranken Herzens führen; die Zunahme der Herzfrequenz geht zu Lasten der Diastole und des venösen Gestus.

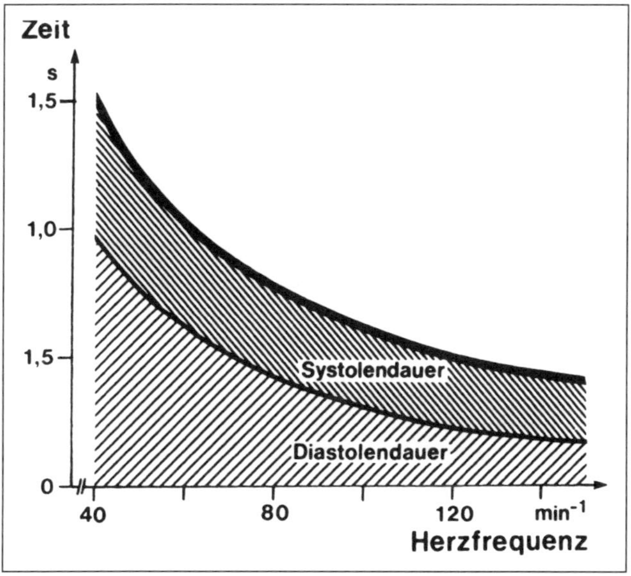

Abb. 6: Verkürzung der Diastole in Abhängigkeit der Herzfrequenz.

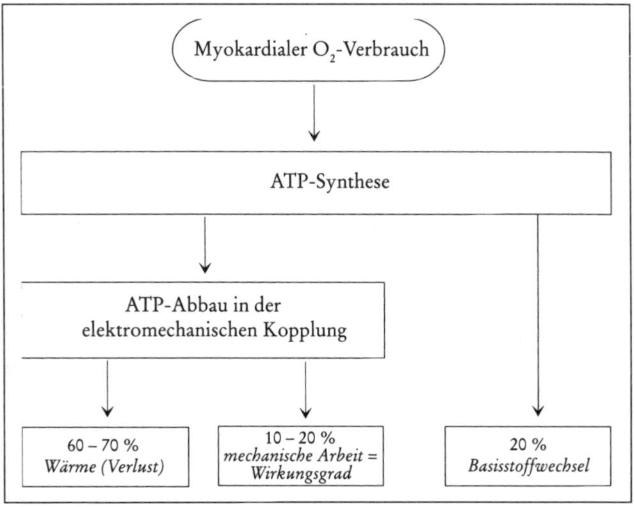

Abb. 7: Wirkungsgrad des arbeitenden Herzmuskels, gemessen am O_2-Verbrauch.

Man hat früher im wesentlichen auf die systolische Funktion der linken Herzkammer geschaut und nur die Kontraktionskraft der Systole untersucht. Inzwischen weiß man, daß die diastolische Funktion ebenso wichtig, wenn nicht sogar bedeutsamer ist. Die meisten kardialen Erkrankungen beginnen mit einer Störung der diastolischen Funktion, lange bevor die Systole eine Verminderung oder Störung der Kontraktion aufweist: Gemeint ist die Aufnahme von Volumen bei Druckerhöhung. Dieses Phänomen – es ist heute in der Echokardiografie gut zu beobachten – zeigt deutlich, daß die Herzfunktion mehr ist als nur jene, die man allzu vereinfachend mit einer Pumpe vergleichen könnte.

Weitere Erscheinungen sind in diesem Zusammenhang wichtig: Unter dem Gesichtspunkt einer reinen Pumpe ist der Wirkungsgrad des Herzens sehr gering: Gemessen am Sauerstoffverbrauch benötigt es etwa 20 % des aufgenommenen Sauerstoffs für den Basisstoffwechsel, nur 10–20 % werden in mechanische »Pumparbeit« umgesetzt, 60–70 % gehen als Wärme »verloren«. Ist es wirklich nur Verlust, oder drückt sich nicht viel mehr eine Qualität da-

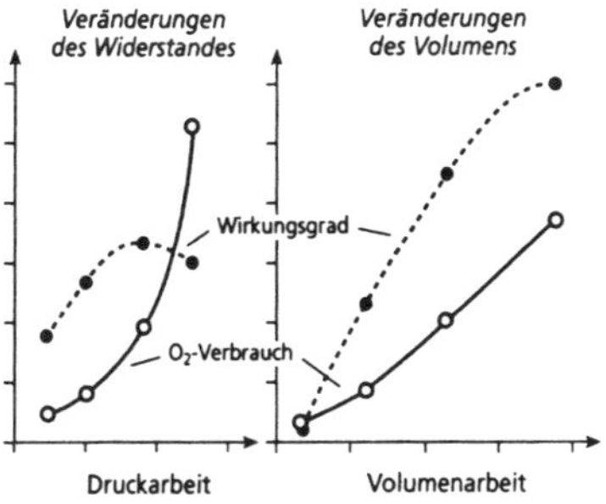

Auswirkung hämodynamischer Veränderungen auf den myokardialen Sauerstoffverbrauch

50% Anstieg von	führt zu:	Anstieg des myok. O_2-Verbrauchs um
Wandspannung		20–30%
Kontraktilität (V_{max})		40–50%
Herzfrequenz		50%
Druckarbeit		50%
Volumenarbeit		4%

Abb. 8: Wirkungsgrad des Herzens bei Veränderung des Strömungswiderstandes oder des venösen Zuflusses (aus Bleifeld/Hamm). Eine Druckbelastung ist für das Hirn energetisch schlechter als eine Volumenbelastung.

Kapillar-Kreislauf

Fläche
Fließ-Eigenarten
»Vitalisieren«
Eingreifen des Ätherleibes

VENEN	ARTERIEN
Muskulatur dünn, außen	Muskulatur dick
C O_2 reich/ O_2arm	in der Wand O_2-reich
niedriger Druck	hoher Druck
wenig Schwankungen	Druck-Sprünge
kann kollabieren	Tonus
langsamer Fluß	schneller Fluß
kontinuierlich	diskontinuierlich

. . . .

Leber: Druckkonstanz
Hilfen von außen:
»peripheres Herz«
»Atempumpe«
Veränderungen in der
Schwangerschaft
embryonaler Kreislauf

. . . .

Volumenaufnahme	Druckerhöhung
Druck wird vermieden	Volumen wird vermieden
Dehnbarkeit	»Steifigkeit«
Diastole	Systole
Ruhe	Bewegung
Aufbau	Abbau
Schlaf	Wachzustand – Bewußtsein
weibliche Inkarnation	männliche Inkarnation

Ätherleib tätig	Astralleib ist organisch
Astralleib greift	von innen tätig
»von außen« ein	

. . . .

HERZ
Muskelorgan
Diastole – Systole
Qualitäten »venös«
und »arteriell«
integrierender Bestandteil
der Tätigkeit
extreme Drucksprünge
Wärmeentwicklung
Rhythmus: – »halbgeistig«
Zusammenfassung durch
Gliederung
integrierende ICH-Tätigkeit

Tabelle 2: Kapillar-Kreislauf

durch aus? Wozu so viel Energie für Wärme verlieren oder investieren? Eine Grundlage im Leib für die Ich-Organisation ist aber gerade die Wärme, die vom Herzen an das Blut abgegeben wird. (Abb. 7)

Druckarbeit – oder Arbeit gegen Widerstand – beispielsweise bei Aortenstenose (Verengung der Aortenklappe) erhöht im Herz den Sauerstoffverbrauch überproportional, ohne daß der Wirkungsgrad entsprechend ansteigt. Volumenarbeit dagegen (zum Beispiel bei einer Aorteninsuffizienz) benötigt erstaunlich wenig Sauerstoff, bei deutlicher Erhöhung des Wirkungsgrades.

Das Herz ist Systole und Diastole, Wahrnehmen, Stauen und Impulsieren zugleich; es vereinigt in sich das Venöse und das Arterielle. Im Rhythmus zeigt sich das partiell Geistige, das Sich-Herauslösen aus dem Physischen. Die Integration aller Funktionen, aller Qualitäten des Kreislaufes geschieht im Herzen durch das koordinierende Eingreifen des Ichs – wesentlich ermöglicht durch die Wärmebildung.

So führt Rudolf Steiner in diesem Zusammenhang aus: »Die rhythmische Organisation steht in der Mitte. Hier verbinden sich die Ich-Organisation und Seelenleib abwechselnd mit dem physischen und ätherischen Teil und lösen sich wieder von diesem. Atmung und Blutzirkulation sind der physische Abdruck dieser Vereinigung und Loslösung. Der Einatmungsvorgang bildet die Verbindung ab; der Ausatmungsvorgang die Loslösung. Die Vorgänge im Arterienblut stellen die Verbindung dar; die Vorgänge im Venenblut die Loslösung.«[5]

5 Rudolf Steiner: Anthroposophische Leitsätze, GA 26.

Die geschilderten Phänomene verdeutlichen diese Aussage im Sinne einer Verifizierung. Im Arteriensystem überwiegt die Ich-geführte Tätigkeit des Seelenleibes, im venösen überwiegt die des Lebensleibes – es sind zwei verschiedene Gesten. Das Physische ist so wunderbar eingerichtet, daß es den Gesetzmäßigkeiten der oberen Wesensglieder entspricht. Das folgende Schema soll das bisher Gedachte verdeutlichen.

Risikofaktoren und individuelle Verantwortung

Nachdem wir die vier Prinzipien im Herz-Kreislauf-System kennengelernt haben, können wir die sogenannten Risikofaktoren besser verstehen: Das Gesunde besteht im rhythmischen Pendeln, im labilen Gleichgewicht, im Schwanken, ohne einseitig zu werden. Die Atmung besteht aus Ein- *und* Ausatmung, die Herzfunktion aus Systole *und* Diastole. Jede Einseitigkeit, jede Betonung allein eines Prinzips ist ein »Risikofaktor«, jedes Nicht-Schwingen-Können ist als Einseitigkeit krankheitsfördernd, weil der Organismus aus seiner Mitte fällt. Über Jahre hinweg können Einseitigkeiten kompensiert werden, ohne daß der Patient viel »merkt«; irgendwann aber ist dann das Ungleichgewicht jedoch so stark und so zur Gewohnheit geworden, daß die Einseitigkeit als Krankheit manifest wird: Die prozeßhafte Einseitigkeit ist fest geworden und aus dem Halbgeistigen gleichsam ins Physische »gefallen«.

Die vier Wesensglieder – physischer Leib, Lebensleib, Seelenleib und Ich-Organisation – sind immer im Menschen präsent und tätig, wenn auch mit differenzierten Schwerpunkten. Es handelt sich stets um ein dynamisches Wirken, das immer wieder neu aufrechterhalten werden muß.

Weshalb sind »Risikofaktoren« in aller Munde, warum wird so viel darüber gesprochen und geschrieben? Warum ist die Verminderung dieser Faktoren so schwierig? Weil es einer aktiven Änderung unserer Gewohnheiten bedarf – aber gerade das ist unbequem und schwer. Denken wir nur an Eß- und Rauchgewohnheiten oder an Bewegungsmangel: Jeder weiß, welche innere Kraft notwendig ist, liebgewordene Gewohnheiten umzugestalten und zu ändern!

Es ist aber äußerst wichtig, solche Faktoren zu reduzieren oder zu vermeiden, weil es viel wirksamer ist, eine Krankheit (Schlaganfall, Herzinfarkt, Durchblutungsstörung, Bluthochdruck, Diabetes) zu verhüten oder zu verhindern, als nach ihrem Eintritt eine Behandlung zu beginnen; es ist besser, die Faktoren, die solche Erkrankungen begünstigen, zu erkennen und zu verringern.

Psychosoziale Faktoren

Der Zusammenhang zwischen Herz-Kreislauf-Erkrankungen und schwierigen Faktoren aus dem privaten und beruflichen Bereich ist gut bekannt. Die Seelenhaltung spielt ebenfalls eine bedeutende Rolle. Typisches Verhalten zeigt sich bei vielen Menschen im Beruf in einer permanenten Bereitschaft zum Wettstreit, in einem übertriebenen Ehrgeiz, verbunden mit Streben nach Aufstieg; auch ungenügend definierte Zielsetzungen, übertriebene Forderung an sich selbst, Hang zur Perfektion gehören ebenfalls dazu. Oft aber auch der vom Arbeitgeber ausgeübte Leistungsdruck und nicht zuletzt die Sorge um den Arbeitsplatz. Der überfüllte Kalender programmiert Zeitdruck. Es entsteht auf Dauer die Situation einer überhöhten, unrealistischen Anforderungsbewertung, die Kluft zwischen Anforderung und Leistungsfähigkeit wird größer.

Das übermächtige leistungsorientierte Verhalten führt in eine Einseitigkeit: Der Betroffene vernachlässigt Freizeit und Urlaub und wird unfähig, effektiv zu entspannen. Unter Streß ist nicht die Arbeit als solche gemeint, die

Freude macht, nicht das Zuviel, vielmehr die negative, unangenehme seelische Färbung der eigenen Tätigkeit. Eine gern ausgeführte Tätigkeit, selbst wenn sie große Anforderungen stellt, ist noch lange kein Streß! Chronischer Streß am Arbeitsplatz korreliert deutlich mit einem erhöhten Auftreten der klassischen Risikofaktoren (Cholesterin, LDL-Cholesterin, HDL-Cholesterin, Rauchen, Alkohol und Übergewicht). Isolation, das Gefühl familiäre und freundschaftliche Geborgenheit verloren zu haben, sind weitere Faktoren, die schädigend wirken können.

Bluthochdruck entsteht als Interaktion verschiedener Faktoren. Wenn Menschen aus sogenannten primitiven Kulturen in westliche Lebensbedingungen wechseln, steigt ihr Blutdruck deutlich an. Hohe mentale Belastung, hohe Arbeitsanforderung, hohe Lärmbelastung führen im Laufe der Jahre zu Hypertonie. Vergleiche zwischen Nonnen im Kloster und »weltlichen« Frauen, Gefangenen in Einzelzellen gegenüber Mehrfach-Zellen zeigen deutliche Unterschiede im Blutdruck-Verhalten.

Hier ein Beispiel: »Das um 1960 1600 Einwohner zählende Dorf (Roseto in Pennsylvania) behielt als eine Art von Reservartdistrikt inmitten der anglo-amerikanischen Umwelt mediterrane Tradition bei: Katholischer Glauben, ausgesprochenen Sippensinn und kulinarische Lebensweise. Roseto war um 1960 berühmt für Feste und Familiengelage (mit sehr fetten Mahlzeiten). Als ›Wunder von Roseto‹ ging dieses sozialmedizinische Phänomen in die Literatur ein. Denn während eine derartige Nahrungsweise dazumal weltweit als Risikofaktor für Herzinfarkt diskutiert wurde, lag die Sterblichkeit an Herzinfarkten in Roseto niedrig; britischbürtige Einwohner der Nachbarstädte Rosetos starben viermal so häufig an Herzinfarkt.

1972 hatte sich außer der Lebensweise der Rosetaner auch deren Sterblichkeit wesentlich geändert. Die italienische Einwandererküche war das einzige, was sich nicht geändert hatte, alles übrige hatte sich dem ›american way of life‹ angepaßt: Das mittlere Familieneinkommen war seit 1961 von 7000 auf 11300 Dollar gestiegen. Die Männer hatten jetzt Bürojobs, die einen Pendelverkehr von 30–50 km täglich erforderten. [...] 1961 setzte sich keine Familie in Roseto zu Tisch, wenn nicht alle beisammen waren, jetzt kommen sie hereingerannt, stopfen sich etwas in den Mund und sausen wieder los. [...] Die Infarktrate, früher viermal so niedrig wie die der Umgebung, ist inzwischen von 1961–1972 auf das Dreifache des amerikanischen Durchschnittes hinaufgeschnellt.«[6]

Die Bedeutung der sozialen Gebundenheit zeigt sich auch an folgenden Phänomenen: Bei Witwern ist die Mortalitäsrate durch coronare Herzkrankheiten erhöht. In anderen Arbeiten wurde bei Witwern in den ersten sechs Monaten nach dem Tod des Ehepartners 67% mehr Todesfälle durch coronare Herzerkrankung festgestellt als bei einer gleichaltrigen Vergleichsgruppe. Der Einfluß emotionaler Belastungen, die beispielsweise mit dem Verlust des Ehepartners einhergehen, ist nicht zu übersehen.

Es läßt sich erkennen, daß eine einseitige Lebensweise eine ständige Betonung des arteriellen, Abbauenden und verhärtenden Poles darstellt, mit Vernachlässigung des venösen entspannenden Gestus: Die Spannung wird einseitig ständig betont. In einer großen Zahl von Studien konnte gezeigt werden, daß allein durch verhaltensmedizinische Maßnahmen sowie Entspannungstechniken mehrere

6 H. H. Schöffler: Die Zeitgestalt des Herzens, Stuttgart 1975.

Effekte erzielt werden können. In einer amerikanischen Studie sind erstmals die eindrucksvollen Ergebnisse einer solchen Lebensstiländerung publiziert worden.[7] 94 Patienten mit erwiesener Herzkranzgefäßverengung wurden in zwei Gruppen aufgeteilt. Die Versuchsgruppe mußte ihre Lebensgewohnheiten ändern: Fettarme, vegetarische Kost, maßvolles Bewegungstraining (drei Stunden wöchentlich), Rauchverbot, Gruppentherapie und Streßbewältigungstraining. Der Kontrollgruppe wurden keine Auflagen gemacht. Schon nach zwölf Monaten sank in der Versuchsgruppe das Cholesterin um 24,3 %. Die Häufigkeit der Angina pectoris-Anfälle sank um 91 %, in der Kontrollgruppe dagegen stieg sie um 165 %. Die Gefäßverengungen (im Herzkatheter kontrolliert) nahmen signifikant ab – sogar in kurzer Zeit!

Damit sind erstmalig Hinweise untermauert und verifiziert, daß eine Verminderung der Betonung des astralen Gestus verbunden mit einer Unterstützung des venösen Aufbaugestus nicht nur prophylaktisch wirkt, sondern sogar morphologische Veränderungen verbessert.

In der sogenannten Manager-Literatur finden sich immer häufiger Hinweise auf einen neuen Aspekt: Nicht pausenloses Arbeiten, von Termin zu Termin hasten, sondern auch Zeit finden für kreative Pausen, fürs Atemholen, fürs Ausspannen: In solchen Phasen (Spazierengehen, Konzert oder anderes) schafft man Raum für neue Ideen, für größeren Abstand, für neue Ansätze – eben in der Entspannung!

Ein weiterer Aspekt scheint mir wichtig. Um 1900 hatte der Arbeitstag zehn Stunden, heute spricht man von der

7 Ornish D. et al: Can Lifestyle changes reverse coronary heart disease? The Lancet 336 (1990), S. 129–133.

Dreißig-Stunden-Woche. Die gewonnene Freizeit wird selbst zum Problem: Eine große Erwartungshaltung führt dazu, daß möglichst viele Programmpunkte absolviert werden müssen, damit ja nichts »versäumt« wird. Vollbeschäftigung in der Freizeit führt dann zu Hektik, Eile und Rastlosigkeit. Mit Schuld daran hat nicht zuletzt die sogenannte Freizeitindustrie, deren Angebote man möglichst in großer Zahl wahrnehmen muß. Dem Karrieredruck möchte man entrinnen, begibt sich dafür jedoch allzuoft in einen Freizeitdruck.

Die Natur, in die der Mensch eingebettet ist, sowie sein eigenes Leben werden bestimmt durch Gegenpole, die sich rhythmisch ausgleichen: Tag und Nacht, Sommer und Winter, Ebbe und Flut, Werden und Vergehen, Ausatmen und Einatmen, Anspannung des Herzmuskels, um Blut in den Körper zu schaffen, und Entspannung, um neues Blut aufzunehmen. Der Organismus des Menschen lenkt ein gegenläufiges Nervenpaar: Der Sympathikus regt die Aktivität an und bereitet die nötige Energie auf. Der Parasympathikus will den Menschen ruhigstellen: Unter seinem Einfluß senken sich Blutdruck, Schlagfrequenz des Herzens, die Energievorräte werden wieder aufgefüllt, Ruhe und Schlaf werden begünstigt. Beide Systeme sollten in einem Gleichgewicht stehen. Heute ist jedoch ein Ungleichgewicht eingetreten, es überwiegt der Sympathikus. Der leiblich-seelische Organismus ist zu sehr auf Aktivität eingestellt. Der moderne Mensch lebt zu einseitig: Er zehrt sich aus und gerät leiblich wie seelisch aus der Balance. Aktives Entspannen muß neu gelernt werden! Wer dies versucht, wird schnell merken, wie schwer es ist. Spazierengehen, Radfahren, Schwimmen, Gartenarbeiten ohne Leistungsprogramme sind hilfreich. Zu einem erfüllten, die geistige Gesundheit bewahrenden Leben gehört schließlich auch, daß man seine geistigen Kräfte nutzt. Statt Informationskonsum mehr Besinnung und Nachdenken, »selber Denken – statt denken lassen«.[8] Dem sei noch hinzugefügt: Allzuoft leben wir in der Dauersystole, im arteriellen Dauergestus; die Diastole, der venös entspannende Gestus, wird häufig vernachlässigt. Diese Lebensart wird von uns Erwachsenen oftmals schon in die Kindheit projiziert: Morgens Schule, nachmittags Schwimmen, Tennis oder andere Kurse, so daß man häufig erleben kann, daß Kinder mit sieben bis neun Jahren bereits kaum noch Zeit haben für das Spielen, für das Loslassen. Schon in diesem Alter werden Hast und Rastlosigkeit dem Kind als Lebensmuster eingeprägt. Das Spielen als Notwendigkeit in der kindlichen Entwicklung, als Verarbeitung mancher Eindrücke, als Lernprozeß wird aus der Kinderwelt zunehmend wegorganisiert.

Bewegung

Durch Beruf, Arbeit, vor dem Fernseher verbrachte Freizeit oder mentale Arbeit (Lesen, sitzende Tätigkeit vor dem Computer, Surfen im Internet) bewegen wir uns im allgemeinen viel zu wenig. Mit Bewegungsmangel sind oft andere Faktoren verbunden, die sich negativ auf das Herz-Kreislauf-System auswirken, wie zum Beispiel falsche Ernährung oder Übergewicht bis hin zu Rauchen und Alkoholkonsum. Körperliche Aktivität senkt aber Gewicht und Blutfette, auch unabhängig von diäteti-

8 R. Affelmann: Keine Zeit in der Freizeit? AOK-InForm 3 (1992).

schen Maßnahmen. Schon länger bekannt ist der blutdrucksenkende Effekt einer regelmäßigen körperlichen Betätigung.

Voraussetzung hierfür ist jedoch, daß die Bewegung nicht mit Streß oder Zwang ausgeübt wird, ohne Ehrgeiz. Damit die dynamische körperliche Belastung physiologische Effekte zeigen kann, muß sie folgende Kriterien erfüllen: Sie muß regelmäßig ausgeübt werden, optimal sind täglich 10–15 Minuten oder 2–3 mal pro Woche 30–45 Minuten. Körperliche Betätigungen nur am Wochenende erreichen nicht die gewünschten Effekte. Die Intensität der Bewegung muß so sein, daß die Trainingsherzfrequenz erreicht wird (Faustregel 180 minus Lebensalter, entspricht etwa 50–60% der maximalen Leistungsfähigkeit). Besonders geeignet sind hier Dauersportarten, bei denen man die Intensität der Belastung selbst steuern kann, wie beispielsweise Spazierengehen, Laufen, Schwimmen, Fahrradfahren, Skilanglauf. Werden diese Bedingungen erfüllt, ergeben sich folgende Effekte:

- Verminderte Herzfrequenz, verlängerte Diastole, Verminderung des Sauerstoffverbrauches.
- Zunahme des Schlagvolumens (Verminderung der Druckarbeit und Vermehrung der Volumenarbeit des Herzens).
- Höhere elektrische Stabilität des Herzmuskels (antiarrhythmischer Effekt).
- Verminderte Katecholaminausschüttung (Streßhormone).
- Verminderung des peripheren Widerstandes.
- Cholesterin wird gesenkt, HDL-Fraktion steigt.
- Die Kohlenhydratverwertung wird verbessert.

- Die muskuläre Leistungsfähigkeit senkt den myokardialen Sauerstoffverbrauch zusätzlich.
- Rheologische Eigenschaften (Fließeigenschaften) werden verbessert, Adhäsivität (Haftungsfähigkeit) und Aggregabilität (Verklumpungsfähigkeit) der Thrombozyten (Blutplättchen) reduziert sich: Die Fließfähigkeit des Blutes verbessert sich.
- Bessere Streßbewältigung.
- Positive Änderung der Eßgewohnheiten.

Wenn wir uns an die zu Beginn geschilderten Gesten des Herz-Kreislauf-Systems erinnern, so läßt sich erkennen, daß mangelnde körperliche Tätigkeit den arteriellen Gestus betont, während die körperliche Bewegung den venösen Gestus verstärkt und so den verhärtenden Krankheitstendenzen entgegenwirkt, sowohl auf seelischer als auch auf physiologischer (physisch-ätherischer) Ebene.

Die positiven Faktoren

In der gesamten Betrachtungsweise des Herz-Kreislauf-Systems werden die im folgenden aufgelisteten Lebensaktivitäten als positive Faktoren im Gegensatz zu den Risikofaktoren viel zu wenig, beziehungsweise kaum berücksichtigt:

- intaktes Familienleben – menschliche Kontakte
- menschengerechte Erziehung
- keine Überforderung des Intellektes schon im Kindesalter
- Spielendürfen des Kindes

- ausreichender Schlaf
- aktives Musizieren
- künstlerische Betätigung
- leise Umgebung
- Lesen
- Konzertbesuch
- Theaterbesuch
- Opernbesuch
- Interesse entwickeln für Menschen
- Sich für etwas begeistern
- Sich innerlich erwärmen
- Sich freuen können
- Aufgaben erfüllen
- Spaziergänge
- Arbeiten in und an der Natur
- Staunen können wie die Kinder
- Mahlzeiten als soziales Moment
- Gespräche unter Menschen
- Hobbys
- rhythmischer Tagesablauf

Diese Auflistung soll nur beispielhaft sein und zum Nachdenken anregen; sie könnte unter der Überschrift gesehen werden: *Natur und Kultur aktiv erleben und gestalten im Sinne einer aktiven Entspannung*.

In den folgenden Abschnitten werden die wichtigsten Risikofaktoren einzeln ausführlicher besprochen.

Kommen bei einem Menschen mehrere Risikofaktoren zusammen, so muß streng darauf hingearbeitet werden, diese zu beseitigen, auch und gerade im Alter! Ein weiterer Faktor, der berücksichtigt werden muß, ist die Familiarität, also die Frage, ob bestimmte Krankheiten (Bluthochdruck, Herzinfarkt, Schlaganfall beispielsweise) in der Familie des Betroffenen gehäuft auftreten. Das Gesamtrisiko, eine Herz-Kreislauf-Erkrankung zu bekommen, steigt um so mehr, je mehr Risikofaktoren zusammen kommen.

Arterielle Hypertonie (Bluthochdruck)

Neben der Arteriosklerose ist die essentielle Hypertonie die häufigste Krankheit, so daß hierin auch volkswirtschaftlich eine enorme Bedeutung zu sehen ist. Es ist bekannt, daß mindestens 20% der Bevölkerung an Hochdruck leiden. Das bedeutet, daß es in Deutschland etwa über 12 Millionen Hypertoniker gibt: Davon werden nur etwa 30% behandelt und davon wieder nur 30% ausreichend!

Die essentielle Hypertonie ist eine Hochdruckerkrankung, deren Ursache wir nicht genau kennen. Nur bei weniger als 10% aller Hochdruckpatienten gelingt es, eine Ursache für den Bluthochdruck zu entdecken. In den meisten Fällen kann man also nur den Blutdruck senken, nicht ursächlich behandeln.

Wir sprechen von Bluthochdruck, wenn nach mehreren Messungen der systolische Blutdruck 140 und mehr, der diastolische Blutdruck 90 mmHg und mehr betragen. Ein normaler Blutdruck ist also durch systolische Blutdruckwerte von 140 mmHg oder weniger und diastolische Blutdruckwerte von 90 mmHg oder weniger charakterisiert.

Für die körperliche Belastungssituation gelten andere Grenzwerte: Ganz pauschal kann gesagt werden, daß die Normalgrenze bei 200 mmHg oder etwas darüber liegt.

Die essentielle Hypertonie kommt vorwiegend im dritten bis sechsten Lebensjahrzehnt vor, sie kann auch in früher Jugend beginnen. Frauen sind etwas häufiger betroffen als Männer.

Der nicht behandelte Bluthochdruck führt zu verschiedenen Krankheitsbildern wie Schlaganfall, Herzinfarkt, Arteriosklerose, Augen- und Nierenerkrankungen.

Als Folge der langandauernden Druckerhöhung zeigt das arterielle System Veränderungen, die am Gehirn, am Herz, an den Nieren und den großen Körperarterien sichtbar werden. Es liegen Verdickungen der Gefäßwände und Einlagerungen von Bindegewebe und Fett vor; die Gefäße verlieren ihre Elastizität, sie werden steif und brüchig, später bilden sich kleine Ausbuchtungen (Aneurysma), die im Gehirn zu Blutungen führen können, oder häufiger Verengungen, die zu einer Verminderung oder Aufhebung der Durchblutung führen können.

Die Spiegelung des Augenhintergrundes gibt direkte Hinweise über den Zustand der Gefäße.

Am Herz führt der Bluthochdruck zu einer Muskelverdickung und einer Herzkranzgefäßsklerose, die die kleineren Arterienäste befällt. Wenn das kritische Herzgewicht von etwa 500g überschritten wird, entsteht eine Erweiterung der linken Herzkammer. Herzmuskelnekrosen (Untergang einzelner Muskelfasern) haben die Bildung von Narbengewebe zur Folge und führen zu einer progressiven Verschlechterung der Kontraktionsfähigkeit der linken Herzkammer.

Die Coronararteriensklerose wird durch Thrombosen kompliziert, die durch völligen Verschluß des Gefäßlumens (Innendurchmesser des Gefäßes) schließlich einen Herzinfarkt verursachen können.

Letztlich ist bei den meisten Patienten mit Bluthochdruck die genaue Entstehungsursache nicht feststellbar. Es sind jedoch viele Faktoren bekannt, die mit dazu beitragen können, daß ein Bluthochdruck entsteht: Erbanlagen im Sinne einer familiären Häufung dieser Erkrankung, berufliche Belastung, Übergewicht, Rauchen oder dauerhafte psychische Aufregung.

Der Verzehr von Kochsalz ist ein wesentlicher Faktor bei der Unterhaltung einer Hypertonie. In den westlichen Zivilisationsländern nehmen wir wesentlich mehr Kochsalz über die Nahrung zu uns, als physiologisch notwendig wäre. Eine Grundlage der Hypertoniebehandlung ist eine strenge Kochsalzreduktion, von der später noch zu sprechen sein wird.

Bei etwa 3 % aller Patienten mit Bluthochdruck kann eine erhöhte Hormonausscheidung oder Verengung der Nierenarterien festgestellt werden. Nur diese wenigen Patienten können gezielt im Sinne einer Ursache behandelt werden.

Bei fortgeschrittenen Stadien ist der periphere Gefäßwiderstand deutlich erhöht. Dies kann besonders an den Arterien des Gehirns, der Nieren, der Haut und auch der Bauchorgane registriert werden. Der Druck im Lungenkreislauf und im Venensystem bleibt in der Regel normal. Der Pulmonalarteriendruck in der Lunge kann jedoch auch erhöht sein. Die Fließfähigkeit des Blutes ist verschlechtert. Die Kontraktionsbereitschaft der Arteriolen (kleine Arterien) ist auffallend erhöht.

Das Tückische an dieser Erkrankung ist, daß der Patient sich über lange Zeit (auch Jahre!) wohl fühlt und keinerlei Beschwerden hat. Dies wird auch dadurch verursacht, daß der Bluthochdruck in aller Regel sehr langsam steigt, so daß eine unmerkliche Gewöhnung eintritt. Der Patient fühlt sich sogar sehr leistungsfähig! Er merkt es meist zu Beginn einer Behandlung: Die Blutdrucksenkung die im Vergleich zur langsamen Entstehung immer schneller stattfindet, bewirkt, daß der Patient sich schlapp, müde, antriebsarm und nicht leistungsfähig fühlt. Durch eine solche Phase muß so gut wie jeder Bluthochdruckpatient hindurch, da man sich an das neue tiefere Blutdruckniveau gewöhnen muß.

Wenn sich Beschwerden zeigen, so sind es oft unspezifische, diffuse Anzeichen: Das Gefühl, unter Druck zu stehen, diffuse Kopfschmerzen, Nackensteifigkeit, Schwindelgefühl, in Extremfällen Brechreiz, Sehstörungen, Hörgeräusche, ringförmige Druckschmerzen über der Stirne, Luftnot, Herzklopfen, Nervosität, Beklemmungsgefühle in der Herzgegend. Bei plötzlicher Blutdruckerhöhung (hypertone Krise) können Nasenbluten, Angina-pectoris-Beschwerden, Sehstörungen, Sprachstörungen, Schwindel, Ohrensausen, Halbseitenlähmungen und sogar Krampfanfälle wie bei Epilepsie auftreten.

Häufig ist Bluthochdruck vergesellschaftet mit Übergewicht, Diabetes mellitus, Rauchen und Hypercholesterinämie (erhöhtem Cholesterin). In der Anamnese ist natürlich wichtig zu fragen, ob Hochdruckerkrankungen in der Familie bereits aufgetreten sind, wie die Berufssituation ist, die Belastungssituation, wie der Salzkonsum ist und welche Medikamente eingenommen werden.

Nach der körperlichen Untersuchung muß die Blutdruckmessung unter Ruhebedingungen stattfinden. Es sollten mehrere Messungen vorgenommen werden, insbesondere dann, wenn es sich um eine Grenzwerthypertonie handelt. Notwendig ist die kontinuierliche 24-Stunden-

Blutdruckmessung: Nach Anlegen der Manschette am Oberarm wird ein kleines Gerät angeschlossen, das automatisch zu festgelegten Zeiten, zum Beispiel alle 30 Minuten, eine Messung vornimmt, tags sowie nachts. Dies erlaubt die Erhebung der Blutdruckwerte unter normalen Lebensbedingungen.

Eine weitere wichtige Untersuchungsmethode ist die Fahrradergometrie: Unter standardisierter Belastung wird der Blutdruck gemessen. Die Werte sollten nicht über 200–220 mmHg steigen. Häufig kann so die Frühform einer später auftretenden Hypertonie entdeckt werden.

Sonografie des Abdomens (der Bauchorgane) zur Beurteilung der Nieren und des Herzens, um die Herzfunktion zu beurteilen, sind obligatorisch. An einer vorhandenen Hypertrophie (Verdickung der Muskelwand) der linken Herzkammer können Dauer und Auswirkung des Bluthochdruckes abgelesen werden. Je nach Befundkonstellation können dann weitere Untersuchungen durchgeführt werden, bis hin zu Gefäßdarstellungen und Computertomografie.

Man unterscheidet mehrere Stadien der Hpertonie; wichtig ist es, den Begriff der »malignen Hypertonie« zu kennen. Diese Erkrankung liegt vor, wenn der diastolische Blutdruck 120 mmHg überschreitet und wenn im Augenhintergrund ein Ödem der Papille zu sehen ist. Es bestehen zu diesem Zeitpunkt bereits schwere Organläsionen (Schädigungen), die zu Schlaganfall, Herzinfarkt oder Nierenschädigungen führen können.

Die Prognose der Hypertonie hängt ganz entschieden von einer wirkungsvollen Therapie ab. Es ist wichtig zu betonen, daß eine konsequente medikamentöse Behandlung das erhöhte Risiko deutlich herabsetzen kann. So können sogar bereits vorhandene morphologische Veränderungen an Herz und Gefäßen zum Teil rückgängig gemacht werden.

Es versteht sich von selbst, daß alle zusätzlichen Risikofaktoren, die mit einer Hypertonie einhergehen, angegangen und behandelt werden müssen.

Das Rauchen muß selbstredend sofort abgestellt werden, denn diese Gewohnheit kann direkt und über die psychische Abhängigkeit eine Blutdruckerhöhung erhalten. In diesem Zusammenhang muß auch der Alkoholkonsum angesprochen werden.

Ein vorhandenes Übergewicht muß ebenfalls konsequent reduziert werden. Jeder Hypertoniker sollte den Salzkonsum deutlich reduzieren: Das Salzfäßchen zum Nachsalzen der Speisen sollte vom Tisch verschwinden. Gemüsesorten und Salatsoßen sollten so gut wie salzlos, beziehungsweise deutlich salzarm sein. Man muß sich bewußt machen, daß alle Konserven (beispielsweise Gemüse in Dosen im Vergleich zu Frischgemüse) die 100–1000fache Salzmenge enthalten! Auch hier ist eine Umgewöhnung notwendig, denn in der Anfangsphase wird das Essen fade schmecken – aber nur dann hat man den Bereich erreicht, der wirksam ist! Liegt eine Erhöhung des Cholesterins und der Triglyzeride vor, möglicherweise noch mit einer ungünstigen Kombination von HDL- und LDL-Cholesterin, so muß eine Behandlung beginnen. In den meisten Fällen muß ein Medikament zur Senkung des Cholesterins eingenommen werden, da eine Diät allein meist nicht ausreicht. Die Notwendigkeit von körperlicher Bewegung wurde bereits angesprochen.

Das Ziel einer medikamentösen Behandlung muß sein, den systolischen Blutdruck dauerhaft in Ruhe unter

140 mmHg zu drücken, sowie den diastolischen unter 90 mmHg. Jede Behandlung, die den Blutdruck nicht unter diese Werte senkt, muß als ungenügend und unbefriedigend angesehen werden!

Es ist wichtig zu bemerken, daß in den meisten Fällen die Behandlung »lebenslänglich« durchgeführt werden muß, da das Absetzen der Medikamente zu einer erneuten Erhöhung des Blutdrucks führt. Hier soll eine Warnung ausdrücklich ausgesprochen werden: Jeder Hypertoniker sollte nicht ohne Absprache mit dem Arzt Medikamente reduzieren oder gar absetzen, da gerade das plötzliche Wiederansteigen des Blutdrucks, das dann fast immer eintritt, zu den gefürchteten Komplikationen wie beispielsweise Schlaganfall oder Herzinfarkt führen kann. Es stehen heute eine Vielzahl von Medikamenten gegen Bluthochdruck zur Verfügung. Die Kombination mehrerer Medikamente hat das Ziel, den Blutdruck wirksam zu senken, ohne die Nebenwirkungen zu erhöhen.

Es sei noch einmal wiederholt: Jede Blutdrucksenkung führt zunächst zu einem allgemeinen Unwohlsein im Sinne von Müdigkeit, Schlappheit, Antriebsarmut, Lustlosigkeit, Schwerfälligkeit – der Organismus, der bisher ein höheres Blutdruckniveau gewohnt war, muß sich wieder an das Normalniveau gewöhnen. Diese Phase dauert gewöhnlich wenige Tage bis einige Wochen.

Die Medikamente – allgemeine Hinweise

Die große Medikamentengruppe der ACE-Hemmer (mit Untergruppen) reduziert einen Stoffwechselkreis von Substanzen im Organismus, die in der Niere gebildet werden und auf die Gefäßspannung einwirken. Die Hemmung dieses Stoffwechsels bewirkt eine Reduzierung der Gefäßspannung, ein Loslassen. ACE-Hemmer gehören heute zu den Medikamenten, die die geringsten Nebenwirkungen haben.

Die Betablocker stellen eine Substanzgruppe dar, die die Wirkung der sogenannten Streßhormone am Zielorgan unterbindet. Sie haben den großen Vorzug, daß sie Bluthochdruckspitzen unter Belastung am wirksamsten senken. Eine Kombination von Betablockern mit ACE-Hemmern ist für die Blutdrucksenkung auch in niedrigen Dosierungen sehr wirksam. Betablocker sollten jedoch nicht bei Herzinsuffizienz, bei langsamem Puls und bei Asthmatikern gegeben werden.

Die Diuretika (harntreibende Mittel) haben das Ziel, überschüssige Wassermengen aus dem Körper zu entfernen, und tragen damit zur Reduzierung des Kochsalzes im Körper bei.

Calciumantagonisten stellen eine große Gruppe von Medikamenten dar, die in den komplizierten Calciumkreislauf des Körpers einwirken und dadurch am Gefäß eine Entspannung bewirken und den Blutdruck senken. Sie können jedoch Kopfschmerzen, Ödeme, Flush-Phänomene nach Einnahme verursachen. Eine Kombination mit Betablocker sollte daher gut überlegt werden.

Weitere Medikamente sind hilfreich zur Unterstützung des Herzens, zur Verhinderung von Blutdruckspitzen, zur Verbesserung des Wohlbefindens – etwa Weißdorn- und Bleipräparate, Arnika, Birkenextrakte und eventuell Mistel.

Wichtig ist: Eine Behandlung der Hypertonie muß konsequent durchgeführt werden, in enger Absprache mit und regelmäßiger Kontrolle durch den Arzt. Oftmals muß die Präparatekombination, die der Patient am besten verträgt, gleichsam ausgetestet werden. Es sei hier nochmals betont, daß es gefährlich ist, Medikamente ohne Rücksprache mit dem Arzt zu reduzieren oder gar abzusetzen!

Im Sinne der am Kreislauf wirksamen Prinzipien ist die arterielle Hypertonie gewissermaßen der Prototyp einer einseitigen Belastung des arteriellen Systems, die im Laufe der Jahre Gewohnheit wird und dadurch ein Ein- und Ausatmen zwischen Arteriell und Venös nicht mehr ermöglicht. Es handelt sich um eine dauerhafte Anspannung des Gefäßsystems, die leicht durch Blutdruckmessungen festzustellen ist.

Zu dieser dauerhaften Anspannung gehören natürlich auch soziale und berufliche Aspekte, die bei einer Behandlung betrachtet werden müssen und nach Möglichkeit individuell reduziert, abgebaut oder verändert werden sollten. Es geht um das Wiedererlernen des Pendelns zwischen Anspannung und Entspannung, zwischen Einatmung und Ausatmung. Ist dieses System durch einseitige Betonung in den krankhaften Bereich gefallen, so muß in den meisten Fällen durch »Krücken« (Medikamente) und Änderung der Lebensgewohnheiten ein erneutes Pendeln ermöglicht werden – oder allein eine Blutdrucksenkung, um gravierende Komplikationen zu vermeiden.

Übergewicht (Adipositas)

Einleitend sei bemerkt, daß in diesem Kapitel von Übergewicht als Risikofaktor für Herz-Kreislauf-Erkrankungen die Rede ist, nicht primär vom Übergewicht als eigenständige Erkrankung.

Übergewicht ist ein aufgrund einer positiven Energiebilanz (zuviel Energiezufuhr) entstandenes Zuviel an Fettgewebe. Ab einem bestimmten Ausmaß bewirkt Übergewicht als solches eine Vielzahl von weiteren Komplikationen. Fast alle Bereiche der Inneren Medizin sind davon betroffen. Aufgrund ihrer Häufigkeit stellt die Adipositas, der nur selten eine Hormonstörung zugrunde liegt, als Gesundheitsrisiko ein großes sozial-ökonomisches Problem dar.

Die Bedeutung des Übergewichts ist leicht zu erkennen, wenn man bedenkt, daß mehr als ein Drittel aller Bundesbürger übergewichtig sind.

Unter Übergewicht versteht man ein Körpergewicht über dem sogenannten Normalgewicht; dieses läßt sich beim Erwachsenen sehr einfach bestimmen: Körpergröße in Zentimeter abzüglich 100. Das Ergebnis ist das Normalgewicht nach Broca. (Beispiel: Ein Mensch mit 180 cm Körpergröße hat ein Normalgewicht um 80 kg). Weitere Methoden zur Bestimmung des Normalgewichts sind komplizierter und nicht von jedem einfach bestimmbar. Das Idealgewicht liegt einige Prozentpunkte unter dem Normalgewicht.

Um die Bedeutung und die Auswirkungen des Übergewichtes besser zu verstehen, sei folgendes Bild geschildert: Ein Menschen, der 170 cm groß ist, wiegt 90 kg – nach der obigen Formel liegt ein Übergewicht von 20 kg vor. Man stelle sich nun diesen Menschen mit Normalgewicht vor, also 70 kg, der aber seine 20 kg Übergewicht als Rucksack ständig mit sich herumtragen muß! Ständig heißt: bei der Arbeit, beim Spazierengehen, beim Essen, beim Fernsehen, Schlafen, Duschen, Toilettengang – kurz: Er steht ständig unter 20 kg Belastung. Um zu ermessen, was dies bedeutet, möge sich jeder einmal einen Kanister Wasser mit seinem entsprechenden Übergewicht herrichten und diesen nur wenige Minuten in der Hand tragen. Da kann man sich vorstellen, welche Belastung für den gesamten Organismus ein solches Übergewicht darstellt, wenn es 20, 40, 50 oder mehr Jahre »getragen« werden muß.

Übergewicht entsteht grundsätzlich dann, wenn mehr Energie zugeführt, als gebraucht wird. Genetische Faktoren spielen eine nicht zu unterschätzende Rolle als Disposition, also das, was man im Volksmund gute oder schlechte »Futterverwerter« nennt. Hormonelle Erkrankungen als Ursache eines Übergewichtes spielen zahlenmäßig eine verschwindend kleine Rolle. Trotz genetischer Veränderungen sind für die Entstehung, Vorbeugung und Behandlung des Übergewichtes letztlich die Ernährungsgewohnheiten entscheidend: Die Energiezufuhr muß vermindert und die körperliche Aktivität gesteigert werden, es muß also mehr verbraucht werden.

Die Ernährungsgewohnheiten werden bereits in der Kindheit angelegt: Eltern sollten ihre Kinder so ernähren, daß sie das bekommen, was sie benötigen, ohne Süßigkeiten, ohne Schleckereien; sie müssen darauf achten, daß die Kinder nicht in jungen Jahren schon übergewichtig und rundlich sind! Nicht Übergewicht wird weitergegeben – vielmehr Mißgewohnheiten beim Essen!

Man hört häufig, daß Schwangerschaften für eine Gewichtszunahme verantwortlich seien. Der natürliche Mehrbedarf an Nahrungsmitteln während der Schwangerschaft und der Stillzeit ist ein physiologisches Phänomen.

Ein Übergewicht entsteht aber nur, wenn die abstillende Mutter sich wie während des Stillens ernährt und sich nicht der neuen Situation anpaßt.

Weitere Erklärungen, die man häufig und gern hört, sind folgende: »Bei mir liegt es in der Familie«, »Es sind die schweren Knochen«, »Meine Eltern waren auch schon immer rundlich.« Dies sind aber willkommene Ausreden, die im Sinne einer Behandlung dieser Erkrankung, beziehungsweise der Risikofaktoren, die daraus folgen, nicht hilfreich sind. Meist ist innerhalb einer Familie eine falsche Eßgewohnheit entstanden, die letztlich für das Übergewicht verantwortlich ist.

Das Übergewicht führt häufig zu erhöhtem Blutdruck: Pro 10 kg Übergewicht rechnet man mit einer Steigerung des systolischen Blutdrucks um 3 mmHg. Bei Übergewichtigen muß zur Blutdruckmessung eine breitere Manschette am Arm benutzt werden, da sonst zu hohe Werte gemessen werden.

Übergewicht ist außerdem ein Risikofaktor für die Erkrankung der Herzkrankgefäße, denn es begünstigt deren Entwicklung, unabhängig von anderen Problemen.

Bei adipösen Menschen ist eine erhöhte Häufigkeit des plötzlichen Herztodes zu beobachten. Es kann bei ihnen zu einer Herzvergrößerung kommen mit Einschränkung der Auswurffraktion (Blutmenge, welche die linke Herzkammer bei jedem Schlag auswirft, austreibt) bis hin zu Zeichen einer durch Übergewicht bedingten Herzinsuffizienz. Außerdem können Beinvenenthrombosen und thromboembolische Komplikationen (zum Beispiel Embolien nach Bauchoperation) deutlich häufiger auftreten.

Das Atmungssystem wird durch Fetteinlagerung in die Bauchdecke und in das Zwerchfell in seiner Funktion beeinträchtigt: Mechanische Behinderung führt zu einer verminderten Durchlüftung der Alveolen (die feinen Lungenbläschen), was in einer ersten Phase zunächst nur unter Belastung etwas Luftnot zur Folge hat. Später verschlimmert sich dieser Zustand so, daß schon in Ruhe eine Minderbelüftung und Luftnot auftreten mit Blaufärbung der Schleimhäute, mit Vermehrung der roten Blutkörperchen im Blut und Rechtsherzinsuffizienz sowie ein erhöhtes Schlafbedürfnis. Dieses Krankheitsbild nennt sich in seiner Extremform »Pickwick-Syndrom«, nach dem berühmten Roman von Charles Dickens.

Häufig besteht bei adipösen Menschen ein Schlaf-Apnoe-Syndrom: Im Schlafen treten Atempausen auf.

Mit zunehmendem Körpergewicht beobachtet man auch oft die Entstehung eines Diabetes mellitus (Zuckererkrankung). Die Einschränkung der Insulinverwertung in der Körperperipherie führt zu einer deutlichen Erhöhung des Blutdrucks und zur Erhöhung der Triglyzeride im Blut.

Die Kombination von Adipositas, Diabetes mellitus, Hypertriglyzeridämie (zu hohe Triglyzeride) und Bluthochdruck wird als »metabolisches Syndrom« bezeichnet.

Ein zu hohes Körpergewicht hat bei der Frau häufig Zyklusstörungen zur Folge, in der Schwangerschaft besteht ein deutlich erhöhtes Risiko für eine EPH-Gestose (gefährlicher Zustand für Mutter und Kind während einer Schwangeschaft mit erhöhtem Blutdruck, Wasseransammlung u.a.).

Übergewicht verursacht außerdem über die fettreiche Ernährung direkt und indirekt eine Veränderung des Fettstoffwechsels im Körper. Das Gesamt-Cholesterin sowie das LDL-Cholesterin steigen an.

Gicht tritt ebenfalls deutlich häufiger auf als bei Normalgewichtigen.

Viele Krebsarten werden vermehrt bei adipösen Menschen beobachtet: So beispielsweise Dickdarm- und Mastdarm-Tumoren, Prostata-Carcinome, Uterus-, Ovar- und Mamma-Carcinome sowie Gallenblasentumoren.

Mehr als 30% aller übergewichtigen Frauen leiden an Gallenblasenerkrankungen. Im wesentlichen handelt es sich dabei um Gallensteine und Entzündungen der Gallenblase. Eine Verfettung der Leber findet sich fast immer, die Anzahl der Lebercirrhosen (bindegewebiger Umbau der Leber mit Verlust der normalen Funktion des Organs) bei ausgeprägtem Übergewicht ist etwa doppelt so hoch wie bei Normalgewichtigen.

Schließlich führt Übergewicht im Laufe der Jahre fast zwangsläufig zu einer Abnutzung der Gelenke: Sprunggelenk, Kniegelenk, Hüftgelenk und die Wirbelsäule zeigen dann die typischen Beschwerden.

Die Diagnose eines Übergewichtes ist recht einfach. Wir unterscheiden zwischen einer androiden Form der Fettverteilung, bei der das Fettgewebe vorwiegend im Abdominalbereich (Bauchbereich) zu finden ist, und einer gynoiden Form, bei der das Fettgewebe vorwiegend im Hüftbereich angesiedelt ist. Es hat sich herausgestellt, daß diejenigen Menschen ein erhöhtes Risiko für kardiovasculäre Erkrankungen (Erkrankungen von Herz und Gefäßen) haben (einschließlich Schlaganfälle), die ein androides Fettverteilungsmuster vorweisen.

Am sinnvollsten für die Gewichtsreduzierung ist eine langfristige Ernährungsumstellung. Radikale Diät-Maßnahmen sowie einseitige Ernährung haben sich nicht bewährt. Am besten und einfachsten, auch in häuslicher

Umgebung gut durchführbar, ist die allgemeine Empfehlung, die Essensmenge zu reduzieren. Die Ernährung sollte abwechslungsreich sein und Obst und Gemüse enthalten. Alles, was kalorienreich ist, sollte stufenweise reduziert werden, so beispielsweise Nudeln, Kartoffeln, Sahnesoßen, Kuchen, Fett, viel Brot und anderes mehr.

Eine langsame Reduzierung der Mengen ist anzustreben, so lassen sich langfristig die Essensgewohnheiten ändern. Es ist in diesem Zusammenhang wichtig, die unbewußt zu sich genommenen »Nebenmahlzeiten« zu beachten, sei es durch das ständige Kosten beim Kochen, sei es beim KnAbbern vor dem Fernseher oder das ständige Naschen. Ebenso muß auf kalorienreiche Getränke achtgegeben werden: Es erscheint am einfachsten, beispielsweise auf Wasser zurückzugreifen!

Als praktische und realisierbare Größe hat sich eine Gewichtsreduktion von 1kg pro Monat als erreichbares Ziel herausgestellt. Das ist bei einem normalen Arbeitstag gut zu meistern. Jede Gewichtsreduktion ist letztlich eine Frage des Wollens.

Neben der konsequenten langfristigen Reduktion der zu sich genommenen Menge ist es natürlich notwendig, die körperliche Bewegung zu steigern. Das heißt, jeden Tag sollte man eine halbe bis eine Stunde spazierengehen, schwimmen, Fahrradfahren oder andere Ausdauerbewegungsarten praktizieren, einmal um Kalorien zu verbrauchen, zum anderen, um die Bewegungsabläufe wieder zu trainieren.

An dieser Stelle möchte ich ausdrücklich vor Appetitzüglern und anderen medikamentösen »Tricks« warnen, die zur Gewichtsreduzierung angeboten werden, da diese nicht frei von Nebenwirkungen sind.

Im Hinblick auf eventuelle Operationen am Herzen sei erwähnt, daß die Komplikationsrate bei adipösen Menschen deutlich erhöht ist. Nach einem Herzinfarkt ist die Gewichtsreduzierung auf Normalgewicht von entscheidender Bedeutung, um das Risiko eines Zweitinfarktes zu senken.

Man sieht hier deutlich den Gestus einer Dauerbelastung, einer Daueranspannung, der Dauereinatmung – die Ausatmung, das Loslassen, das Entspannen ist nicht mehr möglich. Es handelt sich bei der Adipositas also um ein gewichtsbedingtes Erstarren, gleichsam in einer Art Dauersystole.

Diabetes mellitus

Die diabetische Erkrankung soll insoweit besprochen werden, als dies für das Verständnis ihrer Rolle als sogenannter Risikofaktor für Herz-Kreislauf-Erkrankungen notwendig ist. Unter der Bezeichnung »Diabetes mellitus« werden verschiedene Stoffwechselerkrankungen zusammengefaßt, deren Gemeinsamkeit in der dauerhaften Erhöhung des Blutzuckers besteht. Ursachen sind eine gestörte Zuckerverwertung sowie ein absoluter und relativer Insulinmangel.

Man unterscheidet einen Typ I Diabetes, der in aller Regel von Anfang an insulinabhängig ist und bei Jugendlichen auftritt. Bei einigen Patienten findet man eine irreversible Zellstörung der insulinproduzierenden Zellen in der Bauchspeicheldrüse.

Der Typ II Diabetes, auch Altersdiabetes genannt, tritt in späteren Lebensjahren auf und ist nicht immer insulinabhängig; diese Form kann oft diätetisch oder durch orale Medikation behandelt werden. Hier sind auch die Formen zu finden, die nach bestimmten Medikamenten auftreten können; ein Paradebeispiel dafür ist die Blutzuckererhöhung nach Cortisongabe. Diese Typ II-Form ist meist mit Übergewicht und Mangel an körperlicher Aktivität verbunden. Sie ist die häufigste Form aller Zuckerkrankheiten – über 90 % aller Diabetiker fallen unter diese Gruppe.

Die Diagnose einer Zuckererkrankung wird gestellt bei dauerhafter Erhöhung des Nüchtern-Blutzuckers: Dieser sollte nicht über 90mg/dl sein, eine Stunde nach einer Mahlzeit sollte der Spiegel nicht über 190mg/dl liegen. Weitere Tests sind notwendig.

Die Behandlung eines Blutzuckers besteht zunächst in der Reduzierung des Übergewichtes: Dies allein kann dazu führen, daß eine medikamentöse Behandlung nicht mehr notwendig ist. Auch hier muß zusätzlich regelmäßige körperliche Aktivität ausgeübt werden.

Medikamente in Tabletten-Form reichen in vielen Fällen von Typ II Diabetes zur Senkung des Blutzuckerspiegels aus. Führen sie nicht zum Ziel, muß Insulin hinzugenommen werden.

Gemeinsames Ziel einer guten Einstellung sind Blutzuckerwerte zwischen 90 und 190 mg/dl. Dies ist notwendig, um die Gefäßkomplikationen der Zuckererkrankung möglichst zu vermindern.

Die Gefäßkomplikationen äußern sich als Sklerose der kleinsten und der großen arteriellen Gefäße. Es handelt sich dabei um arteriosklerotische Prozesse, die bei Zukkerkranken im Vergleich zu nichtdiabetischen Menschen frühzeitiger, häufiger und in deutlich verstärktem Ausmaß auftreten.

Innerhalb der ersten fünfzehn Jahre nach Diabetes-Manifestation entwickelt sich bei 90% aller Diabetiker eine Retinopathie (Gefäßveränderung des Augenhintergrundes), was heute noch eine führende Ursache von Neuerblindungen in den westlichen Ländern ist. Sind die kleinsten Gefäße der Niere betroffen, findet man zunächst eine Albuminausscheidung über die Niere und später eine Niereninsuffizienz, die bis zur Dialysepflichtigkeit führen kann.

Eine dritte Erkrankung äußert sich im sogenannten diabetischen Fuß: Es handelt sich dabei um Durchblutungsstörungen, die zu Gangrän (Gewebeuntergang) führen und später oft unweigerlich Amputationen erforderlich machen (bei Diabetikern 30–50 mal häufiger als bei Nichtdiabetikern).

Der arteriosklerotische Befall der Herzkranzgefäße ist bei Diabetikern 2–6 mal häufiger als bei der Normalbevölkerung. Typisch sind diffuse Verengungen bis in die Peripherie der Gefäße. Ebenso treten Durchblutungsstörungen des Gehirns 2–3 mal häufiger auf. Eine Besonderheit beim Diabetiker liegt auch darin, daß durch Nervenstörungen häufig ein Herzinfarkt ohne Schmerzen abläuft.

Die diabetische Erkrankung ist ein bedeutsamer Risikofaktor für Herz-Kreislauf-Erkrankungen. Es ist daher streng darauf zu achten, daß die Blutzuckerwerte im Bereich zwischen 90 und 190mg/dl liegen.

Als flankierende, aber ebenso wichtige Maßnahme müssen alle weiteren zusätzlichen Faktoren, die häufig mit einer Zuckererkrankung auftreten, vermindert beziehungsweise ausgeschaltet werden: Übergewicht, Rauchen, Bewegungsmangel, Cholesterinerhöhung und Bluthochdruck.

Fette sind für unseren Organismus lebenswichtige Substanzen. Sie sind Strukturbausteine für Zellmembranen, haben spezifische Funktionen, zum Beispiel als Hormone, oder dienen als Substrate im Energiestoffwechsel. Da sie wasserunlöslich sind, hat die Natur eine Transportmöglichkeit geschaffen, die Lipoproteine, in denen unter anderem Cholesterin in Kombination mit bestimmten Eiweißstoffen enthalten ist. Für die verschiedenen Transportwege werden unterschiedliche Lipoproteine eingesetzt.

Das Cholesterin wird nur zum Teil über die Nahrung aufgenommen und transportiert (0,2-0,5g/Tag). Die körpereigene Neubildung übersteigt mit etwa 1g/Tag das Nahrungscholesterin. Abgegeben wird Cholesterin zur Sicherung verschiedener zellulärer Bildungsleistungen. Wichtig ist es auch für die Gallensäurebildung in der Leberzelle.

Die im Nahrungsbrei enthaltenen großen Fettropfen werden unter Einwirkung der Gallensäure zu kleinsten gemischten Mizellen (Fettpartikel) gut vermischt. Im Kontakt mit den Zotten der Darmzellen werden die Fette zerlegt und in der Zelle wieder zusammengebaut. Sie werden dann aus der Zelle ausgeschleust und gelangen über die Darmlymphe in das venöse Blut, während die Fettsäuren im Blut abgespalten und dem Gewebe zugeführt werden. Das transportierte Cholesterin verbleibt dagegen in den Partikeln und wird der Leber zugeführt.

Leberzellen können das Cholesterin zu Gallensäure beziehungsweise ihren Salzen umwandeln und über die Gallenwege in den Darm abgeben.

Die Leber bildet Fettpartikel, die zum Teil etwa zwei bis drei Tage in der Zirkulation bleiben. Sie sind von geringer Dichte und werden als LDL-Cholesterin (Low-Density-Lipoproteine) bezeichnet. Aufgrund ihrer geringen Größe finden sie sich auch in der arteriellen Gefäßwand.

Der Weg zurück zur Leber ist eine Säuberung des Plasmas von diesen Partikeln. Da deren Kern überwiegend (zu 80–90 %) Cholesterinester enthält, befindet sich etwa 70 % des im Blut transportierten Cholesterins in dieser Partikelfraktion.

Zur »Cholesterinentsorgung« des peripheren Gewebes sind Partikel von hoher Dichte und geringer Größe notwendig, HDL-Cholesterin genannt (High Density-Lipoproteine). Unter dem Einfluß eines Enzyms übernehmen diese Partikel von verschiedensten Zellen Cholesterin. Die HDL-Partikel geben ihr Cholesterin an Leberzellen ab. Nach der Cholesterinübertragung stehen die HDL wieder für eine Neubeladung zur Verfügung.

Auch wenn der Anteil der HDL am zirkulierenden Cholesterin mit etwa 20 % relativ gering ist, so ist doch die Bedeutung dieses Partikels groß. Durch seine geringe Dimension gelangt es leicht in den Zellzwischenraum und übernimmt dort von vielen Zelltypen Cholesterin zur Entsorgung des peripheren Gewebes. HDL-Cholesterin gilt daher, im Unterschied zum LDL-Cholesterin, als das »gute Cholesterin«.

Da die Leber als zentrales Stoffwechselorgan etwa 80 % aller im Organismus enthaltenen LDL-Rezeptoren trägt, sind Änderungen ihres Rezeptorbesatzes hinsichtlich der LDL-Beseitigung aus dem Gesamtorganismus von entscheidender Bedeutung. Alle Maßnahmen zur Senkung der Cholesterinzufuhr über die Nahrung und die Gallensäure-Resorptionshemmung bis hin zur medikamentösen

Blockierung der Neubildung von Cholesterin haben ein Potential, das gegen Arteriosklerose wirksam ist.

Der oben beschriebene, kompliziert erscheinende Weg ist wichtig zum Verständnis der Behandlungsmöglichkeiten und Behandlungsschwierigkeiten des erhöhten Cholesterins. Selbst bei reduzierter Aufnahme durch die Nahrung kann Cholesterin weiterhin von der Leber gebildet werden, und zwar in überhöhtem Maße. Dies erklärt, weshalb in der Regel eine diätetische Maßnahme allein nicht zur gewünschten Cholesterinsenkung führt.

Ein zweiter Weg der Behandlung besteht darin, die Neubildung des Cholesterins über die Leber zu senken. Und eine weitere Möglichkeit sucht schließlich Cholesterin und Gallensäuren zu binden und zur Ausscheidung über den Stuhlgang zu führen: So wird eine Wiederaufnahme in die Leber verhindert.

Die Gefäßschädigung

Eine Cholesterinerhöhung bewirkt, daß in Form von LDL Cholesterin in die Gefäßwand eingelagert wird; cholesterinüberladene Zellen werden zu sogenannten »Schaumzellen«. Blutplättchen werden aktiviert, ein Wachstumsfaktor wird freigesetzt: Der »Keis« unterhält nun selbst den krankhaften Umbau: Zellvermehrung, Cholesterineinlagerung, Vermehrung des Fasermaterials, Auflockerung der Struktur, Zunahme der Schaumzellen; diese zerfallen schließlich, so daß Fett frei in der Wand des Gefäßes abgelagert wird.

In Anfangsstadien ist dieser Prozeß noch als Fettstreifen an der Gefäßwand zu sehen. Bald kommt die Störung des Endothels (Innenschicht eines Gefäßes) hinzu sowie eine Neigung zu spastischer Gefäßverengung. Die Fetteinlagerung wächst weiter, lagert Kalk ab und engt den Gefäßdurchmesser ein. Wenn die Oberfläche der verengten Fettablagerung aufbricht, können sich aktivierte Blutplättchen anhaften und ein Gerinnsel bilden: Damit liegt eine sehr instabile Phase vor, die sich klinisch zum Beispiel als Angina pectoris äußert und je nach Thrombusgröße zu einem plötzlichen Gefäßverschluß führen kann und klinisch als Herzinfarkt auftritt. Eine Senkung des Cholesteringehaltes im Blut führt zur Verkleinerung der Cholesterinplaques.

Krankheiten des Herz-Kreislauf-Systems sind, wie bereits mehrfach dargelegt, die häufigste Todesursache in den industrialisierten Ländern. 1987 verstarben daran in der BRD über 140.000 Männer und über 190.000 Frauen – das sind 46 % aller verstorbenen Männer und 54 % der Frauen.

Alle genannten Faktoren tragen dazu bei, daß sich das Risiko der Entwicklung einer Herz-Kreislauf-Erkrankung erhöht. In jüngeren Jahren treten sie bei Männern häufiger auf, nach dem 50. Lebensjahr sind sie bei Frauen häufiger anzutreffen. Mehr als 80 % der über 40-jährigen Männer zeigten in einer Studie Cholesterinwerte von über 200 mg/dl. Insgesamt kann man sagen, daß, über alle Altersstufen hinweg verteilt, weit mehr als die Hälfte der Bevölkerung Cholesterinwerte hat, die über 200 mg/dl liegen – und nur 30 % davon werden behandelt!

Je höher die Cholesterinwerte sind, desto früher treten Ablagerungen in den Gefäßen auf. Mit jedem zusätzlichen Risikofaktor potenziert sich das Gesamtrisiko weiterhin. Das heißt für die Praxis: Je mehr Risikofaktoren vorliegen, desto strenger muß die Cholesterinsenkung betrieben werden.

In der Praxis ist eine erste Annäherung an das Problem der Fettstoffwechselstörung gegeben, wenn man im nüchternen Zustand das Gesamt-Cholesterin bestimmt, und zwar den LDL-Anteil sowie den HDL-Anteil und die Triglyzeride.

Als normal können folgende Werte gelten: Cholesterin nicht höher als 200 mg/dl, LDL-Cholesterin nicht höher als 155 mg/dl, HDL-Cholesterin nicht unter 35 mg/dl und Triglyzeride bis 200 mg/dl.

Als Zielwert einer Behandlung haben sich aus verschiedenen Studien folgende Größen ergeben: Das Gesamt-Cholesterin sollte zwischen 150 und 200 mg/dl liegen, möglichst sogar unter 150 mg/dl. Das LDL-Cholesterin sollte unter 100 mg/dl sinken und das HDL-Cholesterin sollte deutlich über 45 mg/dl steigen.

Die Bedeutung einer strengen Einstellung, beziehungsweise einer strengen Reduzierung der Ausgangs-Cholesterinwerte ergibt sich aus vielen Studien, die zeigen, daß eine drastische Reduzierung vom Gesamt-Cholesterin, vom LDL-Anteil und eine Steigerung des HDL-Anteils eine deutliche Senkung der Todesrate nach einem erlittenem Herzinfarkt bewirkt und eine Senkung der Re-Infarktrate bedingt – und zwar in der Größenordnung zwischen 30 und 50 %!

Einige Studien haben sogar zeigen können, daß bereits eingetretene Verengungen der Herzkranzgefäße durch strenge Cholesterinsenkung und Diäteinstellung sowie eine Änderung der Lebensgewohnheiten innerhalb weniger Monate zur Wiedererweiterung der Stenosen führt. Dies hat zur Folge, daß sogar eine verminderte Häufigkeit von Gefäßoperationen am Herz zu beobachten war. Selbstredend müssen zusätzliche Risikofaktoren soweit wie möglich behoben oder beseitigt werden (Bluthochdruck, Rauchen, Übergewicht, Diabetes). Bei Frauen ist im übrigen die Kombination von Rauchen und Pille sehr risikoreich!

Und noch einmal: Liegt ein Übergewicht vor, so ist dieses in erster Linie durch Reduzierung der Nahrungszufuhrmenge rasch und konsequent zu beseitigen. Hinzu muß körperliche Aktivität treten.

Bei einer diätetischen Senkung des erhöhten Cholesterins muß der Fettanteil in der Nahrung auf unter 30 % der Kalorien vermindert werden – derzeit bewegt sich dieser Anteil durchschnittlich bei 40 %. Dies bedeutet eine drastische Einschränkung des Fettanteils. Der Anteil der gesättigten Fettsäuren ist besonders zu vermeiden. Gesättigte Fettsäuren stammen meist aus Tierprodukten, gesättigtes Fett hat eine feste Beschaffenheit: Der Konsum von Wurstwaren, fettem Fleisch und Vollmilchprodukten sowie vollfetten Käsesorten muß deshalb eingeschränkt werden.

Der Verbrauch von einfach und mehrfach ungesättigten Fetten hingegen kann beibehalten werden. Dazu gehören zum Beispiel Pflanzenprodukte mit weicher und flüssiger Beschaffenheit wie Maiskeimöl oder Olivenöl. Da mehrfach ungesättigte Fette den Cholesterinspiegel senken, sollten diese pflanzlichen Fette bevorzugt werden.

Als einfache diätetische Grundregel kann gelten: Eine diätetische Cholesterinsenkung bedeutet die Umstellung auf Nahrungsmittel überwiegend pflanzlicher Herkunft mit reichlich Gemüse, Obst, Getreideprodukten, pflanzlichen Ölen sowie Fisch statt Fleisch. Als Nebeneffekt kann durch die ballaststoffreiche Nahrungsmittelaufnahme auch die Darmfunktion verbessert werden.

Einige praktische Tips

- Vermeiden Sie sichtbares Fett. Entfernen Sie die Fettränder von Schinken und Koteletts, bevorzugen Sie fettarmes Zubereiten wie Grillen oder Dünsten. Wählen Sie fettarmes Fleisch und Wurstsorten aus – am besten vermeiden Sie Wurst so gut wie ganz, bevorzugen Sie Milch und fettarme Milchprodukte.
- Reduzieren Sie generell den Verzehr tierischer Lebensmittel. Für eine vollwertige Ernährung reichen fettarme Fleischmahlzeiten ein- bis zweimal pro Woche vollständig aus.
- Bevorzugen Sie eiweißreiche Lebensmittel, die aber arm an gesättigten Fettsäuren sind, wie beispielsweise Fisch, Hähnchen, Truthahn, Kalb und Wild.
- Schränken Sie den Verzehr von cholesterinreichen Lebensmitteln drastisch ein, wie Eigelb und Innereien.
- Bevorzugen Sie Vollkornprodukte sowie frisches Obst und Gemüse, möglichst als Rohkost oder Salate.
- Verwenden Sie Pflanzenöl, beispielsweise Olivenöl.
- Achten Sie darauf, kochsalzarm zu essen.

So notwendig und unentbehrlich diese Schritte für eine Cholesterinsenkung sind (Diät, Gewichtsreduktion und körperliche Bewegung), so ist dennoch zu akzeptieren, daß eine diätetische Cholesterinsenkung nur in seltenen Fällen gelingt. Deshalb ist meist eine medikamentöse Senkung des Cholesterins notwendig.

Bei den HMG-CoA-Reduktasehemmern (CSE-Hemmer) handelt es sich um eine neuere Gruppe von Präparaten, die zur spezifischen Hemmung der Cholesterinbildung führen. Ihre Einnahme bewirkt eine Reduzierung des Cholesterins und des LDL-Cholesterins um bis zu 45 %. Als Kontraindikationen sind zu beachten: Lebererkrankungen, Muskelerkrankungen, Schwangerschaft und Stillperiode.

Die Nebenwirkungen sind gering: Selten tritt eine leichte Erhöhung der Leberwerte auf.

Einige Beispiele sind:

- Mevinacor
- Denan
- Zocor
- Liprevil
- Mevalotin
- Pravasin
- Cranoc
- Sortis
- Lipobay

Weitere Medikamentengruppen (etwa Nikotinsäure, Fibrate, Austauschharze oder Sitostgerin) können sinnvoll kombiniert werden. Sie sind in ihrem Nebenwirkungsprofil jedoch nicht so gut verträglich wie die CSE-Hemmer.

So empfiehlt es sich, zunächst mit einem CSE-Hemmer zu beginnen. Wenn diese Behandlung allein nicht ausreicht, können Austauschharze hinzugenommen werden. Selten werden Fibrate oder Nikotinsäure als drittes Medikament zusätzlich notwendig sein.

Alkohol

Im allgemeinen hört man, daß Alkohol die Gefäße schütze – dem ist aber nicht so! Ein Glas Wein wirkt sich zwar sicher nicht schädigend auf das Herz-Kreislaufsystem aus. Doch schon in geringen Mengen (zum Beispiel bei einem Fest) führt Alkohol zu einer Abnahme des Schlagvolumens des Herzens mit einer Erhöhung des linksventrikulären Füllungsdruckes (kardiodepressive Wirkung). Häufig treten nach einem einmaligen Exzeß Rhythmusstörungen auf, zum Beispiel in Form von Vorhofflimmern, das sich allerdings meist spontan nach einigen Stunden wieder zurückbildet. Adrenalin- und Noradrenalinspiegel (sogenannte Streßhormone) steigen nach einmaligem Konsum.

Bei chronischem Alkoholabusus kann eine alkoholische Kardiomyopathie auftreten mit den klinischen Zeichen der Herzinsuffizienz. Übertriebener Alkoholkonsum führt über den Weg einer chronischen Volumenüberlastung des Herzens zusätzlich zu einer Herzschädigung.

Es ist seit langem bekannt, daß übermäßiger Alkoholgenuß zu Bluthochdruck führen kann. Über den Weg einer alkoholinduzierten Fett- und Zuckerstoffwechselstörung kann dann das Herz-Kreislauf-System zusätzlich geschädigt werden.

Zigarettenrauchen ist die am weitesten verbreitete, vermeidbare Ursache für frühe Erkrankungen und Tod, sowohl des Herz-Kreislauf-Systems als auch der Lunge.

Der Tabakrauch ist eine Mischung aus etwa 1000 verschiedenen Substanzen. Viele dieser Stoffe sind krebserzeugend, sie schädigen die Lunge und das Bronchialsystem. Der Zusammenhang zwischen Rauchen und Lungen- beziehungsweise Bronchial-Krebs ist seit vielen Jahren bekannt und gesichert.

Rauchen verdoppelt aber auch das Herzinfarktrisiko. Besonders riskant ist die Kombination von Rauchen und oralen Kontrazeptiva (Pille) bei Frauen.

Die toxischen Gase, die im Rauch enthalten sind (Kohlenmonoxyd, Schwefel-Wasserstoffe, Blausäure, Stickoxyde), vermindern die Sauerstoffabgabe an das Gewebe des Körpers und verschlechtern die Sauerstoffverwertung im Gewebe selbst.

Der Sauerstoffmangel, auch schon in geringem Ausmaß, führt zu erhöhter Steifigkeit und Vermehrung der Erythrozyten (rote Blutkörperchen), was eine Verminderung der Fließfähigkeit des Blutes zur Folge hat.

Das Rauchen, schon registrierbar bei jedem einzelnen Zug, schädigt auch die Gefäße, zum Beispiel in Form von kleinen Rissen. Im Zusammenhang mit einer zusätzlich eintretenden Thrombozytenaktivierung hat dies zur Folge, daß die gesamte Kaskade der arteriosklerotischen Veränderungen aktiviert und weiter unterhalten wird.

Rauchen führt zu einer Steigerung der Herzfrequenz, zur Erhöhung des Blutdrucks und des Herzzeitvolumens sowie zu einer peripheren Gefäßverengung und zu einer

Erhöhung des peripheren Widerstandes (das Blut fließt schwerer). Das Endergebnis sind schließlich Durchblutungsstörungen, spürbar häufig an kalten Extremitäten, die meist schon nach einer einzigen Zigarette zu bemerken sind.

Eine typische Erkrankung des chronischen Rauchers ist die sogenannte »Schaufensterkrankheit«, bedingt durch eine Verengung der Arterien der Beine, mit deutlichen Schmerzen beim Laufen. In extremen Fällen muß dann eine Amputation vorgenommen werden.

Hier tritt deutlich ein bestimmter Gestus auf: Die Erhöhung des Blutdrucks, die periphere Gefäßverengung, die Erhöhung des peripheren Widerstandes und die Verschlechterung der Fließfähigkeit des Blutes zeigen an, daß auch das Rauchen zu einer einseitigen Verstärkung der arteriellen Fuktion führt, ohne daß eine rhythmische Kompensation durch ein Pendeln auf die andere Seite möglich wäre.

Eine schrittweise Reduzierung des Zigarettenkonsums hat im übrigen keinen Erfolg. Am besten ist das plötzliche Aufhören, der radikale Schnitt – dies setzt selbstverständlich einen entsprechend starken Willen voraus! Hilfen sind natürlich möglich, indem zum Beispiel in der Familie auch nicht mehr weitergeraucht wird. Bezüglich des Herz-Kreislauf-Risikos darf man nicht vergessen, daß das passive Rauchen ebenfalls schädlich ist!

Es ist immer wieder zu erleben, daß Patienten nach einem Herzinfarkt oder anderen Erkrankungen des Herz-Kreislauf-Systems (erhöhter Blutdruck, Zustand nach Schlaganfall) trotz Warnung und entsprechender Aufklärung weiterrauchen. Ein solches Verhalten ist im Sinne der Verantwortung, die jeder einzelne Mensch für seine Gesundheit trägt, unverständlich und durch nichts zu rechtfertigen!

Lärm

Der Lärmpegel unserer Umwelt hat sich in den letzten 100 Jahren etwa verdreißigfacht: Dabei handelt es sich fast ausschließlich um technisch bedingten Lärm. Nur etwa 6 % aller Geräusche in unserer Umgebung stammen aus der Natur. Sofern Musik aus Tonträgern kommt, ist sie in diesem Zusammenhang auch als technisch bedingter Lärm zu werten.

Ob wir es bewußt wahrnehmen oder nicht: Geräusche und Lärm dringen in unser Ohr – wir können nicht weghören, so wie wir die Augen vor einem unliebsamen Anblick schließen können.

Der Lärmpegel wird in Dezibel gemessen. In der Arbeitswelt ist ab 85 dB Gehörschutz zu tragen: Bei dieser Lautstärke ist das gesprochene Wort nicht mehr zu hören. Eine normale Unterhaltung liegt etwa bei 40–60 dB(A). Etwa 40 % der Arbeitnehmer in der BRD sind einem Dauerlärmpegel zwischen 85 und 90 dB(A) ausgesetzt. Wer ständig unter einem solchen Lärmpegel arbeiten muß, leidet bald an Lärmschwerhörigkeit: Zunächst hört man höhere Töne nicht mehr, später endet die Erkrankung schlimmstenfalls in Taubheit.

Aber schon bei 60–65 dB(A) beginnen negative Auswirkungen auf den ganzen Körper. Diesen Wert erreichen wir bereits an einer stark befahrenen Straße. In einer Diskothek sind Werte von 90 dB(A) zu messen, oft auch weit über 100 dB(A)! Solche Lautstärken machen unempfindlich, stumpf, dumpf. Sind tiefe Töne (Bässe) rhythmisch und laut, können Beschwerden bis zu Übelkeit und Erbrechen auftreten.

Die Tendenz zur Lautstärke nimmt ständig zu: Weil alles so laut ist, muß mein Lautsprecher lauter gestellt werden, um überhaupt etwas zu hören, vielleicht auch, weil man schon gar nicht mehr gut hört! Walkman und Minidisk erreichen oft bis zu 130 dB(A). Kaum ein Mensch verträgt heute eine Pause oder eine Ruheminute ohne Musik oder Radio. Die Schwerhörigkeit bei Jugendlichen nimmt erschreckend zu: Bis zu 35 % zeigen heute bereits meßbare Gehörschäden.

Nach dieser kurzen Schilderung ist festzuhalten: Dem zunehmenden Lärm sind wir schutzlos ausgeliefert. Lärmschäden am Ohr sind schon fast alltäglich.

Wie wirkt sich der Lärm auf den Organismus insgesamt und speziell auf das Herz-Kreislaufsystem aus?

Schon bei einer Exposition von etwa 40 dB(A) beginnen Kommunikationsstörungen, Konzentrations- sowie Schlafstörungen. Eine ständige Exposition führt schließlich zu Nervosität, Anspannung, Ärger, Aggressivität, zu Depression, Hormonfreisetzungen (Adrenalin, Nor-Adrenalin, Cortisol beispielsweise), zu Veränderungen der Elektrolyte im Blut und zu einer Erhöhung des Blutdrukkes. Es kommt zur Verengung der Gefäße, zu einer Minderdurchblutung der Haut (sie kann kalt werden) sowie anderer Organe; die Herzfrequenz steigt, die Kontraktilität des Herzens (die Muskelkraft des Herzens, sich in der Systole zusammenzuziehen) verändert sich – das alles geht bis hin zu zentralen Durchblutungsstörungen. Die Fließ- sowie die Gerinnungsfähigkeit des Blutes können sich verschlechtern, der periphere Gefäßwiderstand steigt; ebenfalls steigt das Cholesterin im Blut. All diese Reaktionen werden deutlich meßbar ab 65 dB(A).

Lärm stört außerdem die Rhythmizität der Vorgänge im Organismus, besonders im Herz-Kreislaufsystem. Das EKG zeigt häufig ST-Hebungen, die als Zeichen eines Sauerstoffmangels zu deuten sind.

Bei Tieren, die dauernd Lärm ausgesetzt sind, zeigt sich eine Vermehrung des Bindegewebes des Herzens; Lärmbelastung führt auch zu einer Verminderung des Magnesiumgehaltes im Blut. Magnesium aber entspannt, erniedrigt den Blutdruck und kann Rhythmusstörungen verhindern.

Zusammenfassend kann man sagen: Lärm bewirkt auf Dauer eine Verstärkung des arteriellen Typus, Blutdruckerhöhung, Steigerung des peripheren Widerstandes, verstärkte Ausschüttung von Hormonen (sogenannte Streßhormone), Störung der rhythmischen Vorgänge, einen bindegewebigen Umbau des Herzens und Magnesiumerniedrigung. Der Organismus verbleibt gleichsam habituell in einem systolischen, angespannten Gestus; das Loslassen, die Diastole, das Ausatmen werden zurückgedrängt und erschwert.

Chronische Lärmbelästigung – in unserer Gesellschaft schon unbemerkt ein »Normalzustand«[9] – führt zu einer beschleunigten Alterung des Herz-Kreislauf-Systems und ist somit als Risikofaktor für das Entstehen von Erkrankungen des Herz-Kreislauf-Systems einzustufen. So wird folgende statistische Angabe verständlich: Lärmexponierte Menschen [dauerhaft über 65 dB(A)] zeigen im Vergleich zu nichtlärmexponierten Menschen eine Zunahme

9 Vgl. Horst Brandstätter/Theodor Lessing: Der Lärm. Eine Kampfschrift gegen die Geräusche unseres Lebens, Stuttgart 1999.

des Herzinfarktrisikos um mindestens 20 % – eine erschreckend hohe Zahl!

Daher ist folgendes Verhalten zu empfehlen: Lärmquellen soweit wie möglich reduzieren, Pausen im Tagesablauf nicht mit Lärm (Radio und dergleichen) »füllen« und Sorge dafür tragen, daß wenigstens die Schlafzeiten akustisch still sind.

Zusammenfassung

Alle geschilderten Risikofaktoren, ob einzeln oder in der Summe auftretend, müssen ernst genommen werden, wenn wir mit unserem Leben verantwortungsvoll umgehen und das Gut unserer Gesundheit bewahren und pflegen wollen.

Einige Risikofaktoren lassen sich vermeiden oder mindern (etwa Rauchen, Übergewicht, Alkohol, Bewegungsmangel, Tagesablauf, Lärm, Radio oder TV). Andere sind mit professioneller Hilfe des Arztes konsequent zu behandeln (Diabetes, Bluthochdruck, erhöhtes Cholesterin).

Je mehr Risikofaktoren ein Patient aufweist, desto wichtiger ist die konsequente Behandlung; das gehäufte Auftreten eines Risikofaktors in der Familie ist ebenfalls zu berücksichtigen. Kommen mehrere Faktoren zusammen, so steigt das Risiko von Schäden am Herz-Kreislauf-System sprunghaft an.

Es ist nicht immer einfach, die Beschwerden, die ein Patient verspürt und schildern kann, richtig zuzuordnen. Die Schwierigkeiten wurden am Beispiel des erhöhten *Blutdrucks* bereits angesprochen: Eine Blutdruckerhöhung entwickelt sich langsam, meist über Jahre hinweg. Die meisten Patienten spüren ihn gar nicht. Andere haben unspezifische Beschwerden, wie sie im vorangegangenen beschrieben wurden (siehe Seite 43).

Der Übergang zum Schlaganfall kann fließend sein. Bilden sich die beschriebenen Störungen durch eine vorsichtige Blutdrucksenkung nicht zurück, kann eine Schädigung des Gehirns auftreten mit nachfolgender Lähmung einer Körperseite.

Nicht selten ist die plötzliche Blutdruckerhöhung Ursache einer Gehirnblutung im Sinne eines Schlaganfalls. Eine Blutdruckerhöhung kann EKG-Veränderungen hervorrufen wie bei einem Herzinfarkt – sorgfältiges Beobachten ist notwendig.

Diese geschilderte Situation macht es notwendig, beim Arztbesuch routinemäßig den Blutdruck zu messen, um kritische Fälle, die noch ohne Beschwerden einhergehen, zu entdecken. Bei einer hypertonen Krise ist eine längere sorgfältige Überwachung, meist im Krankenhaus, notwendig.

Krampfadern sind zum einen als geschlängeltes und verdicktes Gefäß an den Beinen (meist an der Innenseite von Ober- und Unterschenkel) zu sehen. Folgende Beschwerden können auftreten: Schweregefühl des Beines, Gefühl »wie fremd«, manchmal leichte Schwellung beim

Stehen, beim langen Sitzen, bei Wärme. Laufen bessert in der Regel diese Beschwerden.

Eine oberflächliche Venenthrombose (Gerinnsel in einer Vene) zeigt sich als hart geröteter Strang, der bei Berührung oder auch in Ruhe schmerzhaft ist.

Eine Thrombose der tiefen Venen des Beines zeigt sich als blau-rötliche Verfärbung des Beines mit gespannt-geschwollenem Unterschenkel, Schmerzen in Ruhe und besonders beim Laufen. Treten diese Beschwerden auf, ist es notwendig, einen Arzt aufzusuchen.

Behandlung: Das Tragen von Kompressionsstrümpfen der Klasse II oder III (Stützstrümpfe reichen nicht aus) ist bei Krampfadern angebracht. Dadurch fließt das Blut von den oberflächlichen Venen in das tiefe Venensystem: Zum einen fließt es dann schneller, zum anderen verhindert man die Weiterentwicklung von Krampfadern, und schließlich beugt man einer Thrombose vor. Im Liegen sind diese Strümpfe auszuziehen. Festes Wickeln der Beine kann ebenso hilfreich sein, ist aber schwieriger durchzuführen.

Bei durchgängigen tiefen Venen können die oberflächlichen Varizen operativ entfernt werden.

Bei einer oberflächlichen Thrombose reicht in der Regel das feste Wickeln der Beine aus, ergänzt durch entzündungshemmende Salben. In einzelnen Fällen kann das Gerinnsel durch einen kleinen Schnitt ausgepreßt und entfernt werden.

Bei einer tiefen Thrombose muß meist im Krankenhaus für einige Tage Bettruhe verordnet werden; die größte Gefahr ist die Lungenembolie: Ein Teil des Gerinnsels löst sich und wird in die Lunge geschwemmt. Je nach Größe des Gerinnsels, das ein Lungengefäß verschließt, können leichte, kaum merkbare Beschwerden auftreten, die aber über Atemnot, Schmerzen, Blutdruckabfall bis hin zum Tod führen können.

Durch gerinnungshemmende Medikamente und Hochlagern des Beines kann versucht werden, das Größerwerden des Gerinnsels zu verhindern oder durch Medikamente den Thrombus aufzulösen – was aber nur in speziellen Fällen möglich und indiziert ist.

Auch nach einer überstandenen tiefen Beinvenenthrombose sollten einige Monate lang oder je nach Befund lebenslang Kompressionsstrümpfe getragen werden.

Kompressionsstrümpfe sind fertig im Sanitätshaus zu beziehen. Je nach Situation kann es aber auch angebracht sein, diese nach Maß anfertigen zu lassen.

Übergewicht, Rauchen, Anti-Baby-Pille, stehende Berufe, Bewegungsmangel, lange Reisen ohne Bewegung (Bus, Auto, Flugzeug) können die Entstehung von Venenerkrankungen fördern und sollten nach einer durchgemachten tiefen Beinvenenthrombose soweit wie möglich gemieden werden.

Arterielle Durchblutungsstörungen zeigen sich dagegen anders: Die Verengung der Gefäße verringert den Blutfluß, zunächst bemerkbar nur unter Belastung. Nach einer gewissen Gehstrecke treten dann Schmerzen am Unter- oder Oberschenkel auf (selten im Beckenbereich) wie Muskelkater sowie ein Schweregefühl oder Krämpfe; der Patient bleibt eine kurze Zeit lang stehen, der Schmerz läßt nach, er kann dann wieder gehen, bis erneut Schmerzen auftreten (dies wird deshalb »Schaufensterkrankheit« genannt, weil der Patient, um die Schmerzen nicht zuzugeben, so tut, als ob er Schaufenster betrachten würde). Wird der Blutfluß in Ruhe zu gering, treten Ruheschmerzen auf bis zum Gewebsuntergang (Nekrose) – meist beginnen diese Gewebsdurchblutungsstörungen an den Füßen.

Der akute Verschluß einer Arterie zeigt sich als heftiger, plötzlich auftretender Schmerz. Die Extremität, hier tritt es am häufigsten auf, ist kurz unterhalb des Verschlusses kalt, bald auch unempfindlich und bewegungsgestört; die Haut ist blaß bis weiß.

Bei einer schmerzfreien Gehstrecke, die größer ist als etwa 200 Meter, wird man in der Regel versuchen, durch Gehtraining die Durchblutung zu verbessern; liegt die Gehstrecke jedoch darunter, so wird nach einer Röntgen-Gefäßdarstellung die verengte Stelle operiert werden müssen. Sind aber die Gefäße allgemein und überall bis in die Peripherie verengt, so ist oft keine Operation mehr möglich. Als letzter Schritt bleibt dann in seltenen Fällen leider nur die Amputation der erkrankten Extremität.

Bei einem akuten Verschluß wird man operativ versuchen, das verschließende Gerinnselmaterial zu entfernen, um den Blutfluß wieder zu ermöglichen.

Risikofaktoren sollten selbstredend sofort unterbunden oder eliminiert werden: auch hier wieder Rauchen, Übergewicht, erhöhtes Cholesterin sowie eine bessere und gute Einstellung des Diabetes mellitus, wenn vorhanden.

Das Herz selbst hat im Prinzip nur drei Möglichkeiten, durch Beschwerden eine Fehlfunktion zu zeigen: Luftnot, Herzklopfen und Schmerzen.

Luftnot: Selbstverständlich müssen lungenbedingte Ursachen der Luftnot geklärt, beziehungsweise ausgeschlossen werden: Asthmabeschwerden (bedingt durch krampfartige Verengung der Bronchialverästelung, zum Beispiel allergisch bedingt), Raucherlunge (Lungenemphysem als Verlust der Lungenelastizität), Entzündungen, Tumore,

Pleuraergüsse (Wasser im Pleuraspalt) sowie weitere seltene Erkrankungen.

In der ersten Phase tritt Luftnot erst bei starker körperlicher Belastung auf. Man merkt die Beschwerden nur, wenn eine außergewöhnliche Belastung ansteht. Da dies bei der heutigen Lebensform relativ selten ist, findet man diese Form der Beschwerdeschilderung nicht oft.

Viel häufiger ist die Schilderung, daß bei mäßiger bis starker körperlicher Belastung die Luftnot in der Weise auftritt, daß man langsamer tun oder sogar stehen bleiben muß. Typische Formen einer solchen körperlichen Belastung können zum Beispiel sein: Einkaufen und Tasche tragen, zwei bis drei Etagen Treppensteigen, eine Sprudelkiste ins Auto laden oder aus dem Keller hochtragen, Gartenarbeit oder körperliche Belastung bei der Arbeit. Häufig klagen die Patienten dann darüber, daß sie nachts nicht mehr ganz flach liegen können aus Luftnot, so daß sie das Kopfende des Bettes etwas erhöhen müssen.

Die höchste Stufe der Atemnot besteht dann, wenn diese bereits in Ruhe auftritt, so daß im Extremfall die Patienten nur im Sitzen oder Halbsitzen schlafen können.

Herzklopfen: Es ist zu unterscheiden zwischen starkem Herzschlag und schnellem Herzklopfen. Manche Menschen klagen über das Gefühl des Herzrasens: Bei einer Messung zeigt sich dann aber ein völlig normaler Herzschlag. Im Bereich des schnellen Herzschlagens sind im übrigen viele Mißempfindungen und Fehlwahrnehmungen möglich.

Tritt übersteigertes Herzklopfen bei Belastung auf, kann dies das Zeichen einer Herzerkrankung sein. Hilfsweise kann man sich dadurch orientieren, daß man einen Vergleich mit gleichaltrigen Menschen anstellt, bei gleicher Belastung. Selbstverständlich muß dabei berücksichtigt werden, ob ein Mensch körperlich ausreichend bis gut trainiert ist oder gar nicht.

Es ist an dieser Stelle zusätzlich zu unterscheiden, ob dieses Gefühl des Herzklopfens regelmäßig und schnell ist oder unregelmäßig und ob einzelne Schläge aussetzen. Da hier die Eigenwahrnehmung der einzelnen Patienten sehr unterschiedlich ist, ist es immer schwierig, von einer Schilderung auf eine exakte Diagnose zu schließen: Beim Auftreten solcher Beschwerden sollte der Arzt aufgesucht werden, um genau feststellen zu können, was vorliegt (Auskultation, EKG, eventuell Langzeit-EKG).

Angina pectoris. Darunter verstehen wir in der Alltagssprache »Herzschmerzen«. Hier muß jedoch ebenfalls differenziert werden, denn nicht jeder Brustschmerz ist gleich auch ein Herzschmerz!

Viele stechende Schmerzen rechts oder links am Brustkorb sind durch die Rippen- oder Brustkorbmuskulatur bedingt, zum Beispiel atemabhängige Stiche oder bewegungs- oder lageabhängige stechende Schmerzen. Etwa ein Drittel der Brustschmerzen haben ihre Ursache in krampfartigen Veränderungen der Speiseröhre oder des Speiseröhren-Magenübergangs.

Ein typischer herzbedingter Schmerz tritt in der Regel unter Belastung auf, ist druck- oder gürtelförmig einengend und kann eine Ausstrahlung in die linke Schulter oder in den linken Arm bis hin in den Unterkiefer haben. Wird die Belastung abgebrochen, bessert sich der Schmerz meist. Er tritt dann bei erneuter Belastung wieder auf. Es ist für den Patienten deshalb wichtig, sich selbst zu beobachten, wann und unter welchen Bedingungen er Schmerzen verspürt und wie sich die Schmerzcharakteristik verhält, wie lange der Schmerz andauert und ob er sich beispielsweise immer bei der gleichen Belastung zeigt. Eine echte Angina pectoris ist oft begleitet von Luftnot.

In aller Regel wird ein herzbedingter Schmerz durch eine Nitrokapsel oder ein Nitrospray in wenigen Minuten besser, da durch dieses Medikament die Herzkranzgefäße erweitert werden. Ist dies nicht der Fall, kann entweder ein Herzinfarkt vorliegen oder aber die Ursache des Schmerzes liegt nicht beim Herzen.

Die Ursache eines solchen Herzschmerzes ist in typischer Weise eine Minderdurchblutung des Herzmuskels. Bedingt durch arteriosklerotische Veränderungen der Herzkranzgefäße, entstehen Verengungen des Gefäßes selbst mit Verminderung der Durchblutung. Je nach Belastungsstärke steigt der Durchblutungsbedarf: Reicht die Sauerstoffzufuhr nicht aus, entsteht Schmerz als Zeichen der Sauerstoffnot. Ist ein kritischer Punkt überschritten, so geht der Herzmuskel unter: Wir sprechen dann vom Herzinfarkt (siehe Seite 89). »Herzschmerzen« sind immer ernst zu nehmen. In jedem Fall ist bei derartigen Beschwerden dringend der Arzt aufzusuchen oder notfallmäßig zu rufen.

Wasseransammlungen (Ödeme): Ödeme beginnen in der Regel an den Knöcheln, sie können später so ausgeprägt sein, daß Unter- und Oberschenkel sowie die Nieren- und Lendenregion betroffen sind. Oft treten sie abends auf, nach langem Stehen oder in der Wärme stärker ausgeprägt und sichtbar; morgens, nach einer Nacht sind sie meist verschwunden oder geringer. Selbstredend müssen andere Ursachen untersucht, beziehungsweise ausgeschlossen werden: Nierenkrankheiten, Eiweißmangel, Venen-erkrankungen.

Ödeme sind ein Hinweis, auf das, was im Volksmund »Herzschwäche« genannt wird (siehe auch Seite 87f.).

Ein herzkranker Mensch sollte nach Rücksprache mit dem Herzspezialisten weniger trinken (1,5–2 Liter maximal), da das Flüssige vom kranken Herzen nicht im Lebendigen gehalten werden kann – es »fällt« gleichsam als Ödem heraus. Oft verspürt der Patient dann dicke Extremitäten, kalte Beine, das Gefühl des »Fremdseins«.

Häufig beginnt eine Herzerkrankung sich an einer Umkehr der *Urinausscheidung* bemerkbar zu machen: Der Patient muß ein- oder mehrfach nachts aufstehen, um Wasser zu lassen. Ein Äquivalent oder ein frühes Zeichen für eine beginnende Herzinsuffizienz kann auch nächtliches Schwitzen sein. Weitere Symptome einer Herzerkrankung können Schwindel oder Bewußtlosigkeit bei langsamem Puls sein.

In einer Extremform der Ausprägung tritt dann eine Blauverfärbung der Lippen und der Fingerspitzen auf. Dies ist in der Regel das Zeichen einer gravierenden Herzerkrankung.

Nach einem Vorschlag der New Yorker Herzgesellschaft (New York Heart Association) wird der Schweregrad von Herzerkrankungen in – heute allgemein als gültig anerkannten – vier Stadien eingeteilt:

- *Erstes Stadium*: Beschwerden treten nur bei extremer körperlicher Belastung auf.
- *Zweites Stadium*: In Ruhe keine Beschwerden, aber Beginn der Beschwerden bei schwerer körperlicher Belastung.
- *Drittes Stadium*: In Ruhe keine Beschwerden, aber Beginn schon bei Alltagsbelastungen.

- *Viertes Stadium*: Beschwerden schon unter Ruhebedingungen.

Diese und viele andere Beschwerden wird ein Arzt bei der Erhebung erfragen, um sich durch die Schilderung des Patienten erst einmal ein Bild seines Zustandes und seiner Erkrankung zu machen.

Es folgt dann die körperliche Untersuchung, die bei Herz-Kreislauf-Erkrankungen mit dem Abhorchen des Herzens beginnt. Hier kann man durch eine Änderung der Herztöne und durch die Beurteilung eventuell vorhandener Zwischengeräusche erste Hinweise auf die Art der Herzerkrankung bekommen.

Das Abhorchen der Lunge gehört natürlich dazu, um abschätzen zu können, ob eine Wasseransammlung zwischen Lunge und Brustkorb (Erguß) besteht oder aber ob Flüssigkeit in der Lunge selbst als Stauung vorliegt.

Selbstverständlich muß die Lebergröße beurteilt werden, denn bei Stauung kann diese vergrößert sein. Es müssen die unteren Extremitäten auf Durchblutung, Krampfadern und Ödemen abgesucht, und es muß ein Pulsstatus erhoben werden, um zu prüfen, ob alle Pulse gut zu tasten sind, insbesondere die Halsschlagadern, um eventuelle Verengungen rechtzeitig zu entdecken. Selbstverständlich muß der Blutdruck gemessen werden; Feststellung von Körpergröße und Gewicht gehören ebenfalls dazu.

Nach dieser körperlichen Untersuchung folgen in aller Regel die sogenannten apparativen Untersuchungen, also diejenigen, die mit Hilfe eines Gerätes stattfinden: Bei einer EKG-Untersuchung (Ableitung der elektrischen Ströme des Herzens) schaut man nach der Form der Ausschläge und nach dem Rhythmus. Eine Röntgenuntersuchung der Lunge und des Herzens zeigt die Herzgröße an, Veränderungen der Herzform, die manchmal typisch sind, eine eventuelle Stauung der Lunge sowie einen Pleuraerguß.

Eine Herzschalluntersuchung gehört heute standardmäßig zu einer kardiologischen Untersuchung: Hier können wir direkt Veränderungen der Herzklappen und der Herzscheidewände sehen, die Funktion des gesamten Herzens und der linken Herzkammer recht genau beurteilen sowie eine eventuelle Verdickung der Herzmuskelwände. In einigen Erkrankungssituationen kann sogar durch eine Herzschalluntersuchung ein Herzkatheter überflüssig sein. Und schließlich kann in manchen Fällen auch unter Belastungsbedingungen eine Herzschalluntersuchung durchgeführt werden, um eine genauere Aussage über die Herzfunktion zu bekommen.

Eine weitere Untersuchung ist die Fahrradergometrie: Bei einer genau dosierten Belastung wird beim Fahrradfahren ein EKG geschrieben. So können eventuell auftretende EKG-Veränderungen bei standardierter körperlicher Belastung als Hinweis auf eine Durchblutungsstörung des Herzens in vielen Fällen rechtzeitig entdeckt werden (durch auftretende Angina pectoris, Luftnot und Veränderung der Form des EKGs).

Herzkatheteruntersuchung: Nach Punktion der Leiste in Lokalbetäubung werden kleine Katheter in das Herz und die Herzkranzgefäße vorgeschoben, so daß man das Druckverhalten des Herzens messen und die Veränderungen der Herzkrankgefäße mittels Kontrastmittelinjektion direkt darstellen kann. Diese Methode ermöglicht es heute in vielen Fällen, eine eventuell vorhandene Verengung der Herzkranzgefäße direkt aufzudehnen und so eine Bypass-Operation zu umgehen.

In einzelnen Fällen wird dann noch eine *nuklearmedizinische Untersuchung* des Herzens notwendig werden, um spezielle Fragestellungen der Herzfunktion noch besser zu klären.

Letztlich geht es immer darum, die Funktion des Herzens und die Herzerkrankung möglichst genau zu erfassen, um beurteilen zu können, welche Behandlung notwendig und möglich ist, einschließlich der Frage, ob eine Herzoperation angebracht ist und welche Verbesserung sie eventuell erbringt. Welche Reihenfolge und welche Untersuchung im Einzelfall notwendig sind, muß der erfahrene Kardiologe angesichts des jeweiligen Patienten besprechen und entscheiden, da hier keine allgemeingültige Grundregel aufgestellt werden kann.

Die einzelnen Erkrankungen

Herzinsuffizienz

Unter diesem Begriff versammeln sich viele Herzerkrankungen, die im Volksmund »Herzschwäche« genannt werden. Die Krankheit bezeichnet die abgeschwächte Funktion des Herzens, ohne genaue Definition der Ursache. Die Ursachen selbst können unter anderem ein Bluthochdruck sein, eine Herzentzündung, ein Klappenfehler, ein früher durchgemachter Herzinfarkt und viele andere Krankheiten mehr. Die Symptome, die Beschwerden sind einheitlich.

Wir unterscheiden grob eine *Rechts*herzinsuffizienz von einer *Links*herzinsuffizienz. Die *Rechtsherzinsuffizienz* ist dadurch gekennzeichnet, daß Ödeme, das heißt Wasseransammlungen in der Peripherie des Körpers auftreten; es finden sich Wasseransammlungen in den Beinen, in fortgeschrittenen Fällen am Rücken und in den Organen des Bauches, oder aber im Pleuraspalt, also zwischen Lunge und Brustkorb als Pleuraerguß – um nur die wichtigsten Stellen zu nennen. Es handelt sich um einen Stau vor dem Herzen, da dieses nicht in der Lage ist, die Flüssigkeit im körperlichen Kreislaufsystem zu halten. Die Luftnot ist bei der Rechtsherzinsuffizienz in aller Regel weniger ausgeprägt; bei Stauung der Bauchorgane findet man eine Lebervergrößerung, manchmal können Übelkeit und Erbrechen auf Grund einer Stauung des Magens auftreten. Die Ödeme sind meist abends stärker ausgeprägt als morgens beim Aufstehen: Liegen verringert sie, Stehen oder Sitzen verstärkt die Wasseransammlung.

Der Patient wird geringe Ödeme zunächst abends bemerken (Rand vom Gummi des Strumpfes, Rand des Schuhes), besonders bei Wärme oder langem Stehen oder Sitzen. Später sind die Ödeme deutlicher und bleiben den ganzen Tag über bestehen, gehen also durch das nächtliche Liegen wenig oder gar nicht weg. Bei längerem Drücken bleiben Dellen zurück, die sich erst langsam wieder ausgleichen.

Oft merkt der Patient, daß er tagsüber weniger Wasser lassen muß – dafür nachts umso mehr (Nykturie). Eine relativ rasche Gewichtszunahmen liegt ebenfalls vor.

Eine *Linksherzinsuffizienz* ist dadurch charakterisiert, daß sich die aus dem Kreislauf herausgefallene Flüssigkeit in der Lunge ansammelt: Das erklärt, weshalb Luftnot bei der Linksherzinsuffizienz deutlich stärker ausgeprägt ist als bei der Rechtsherzinsuffizienz.

Bei einer Linksherzinsuffizienz steht die Luftnot im Vordergrund: Zunächst bei starker körperlicher Belastung, später schon bei leichterer. Wasserlassen und Gewicht können sich wie oben verändern.

Die akut auftretende Form der Linksherzinsuffizienz nennt man Lungenödem: Es handelt sich um eine Lungenstauung, um eine Ansammlung von Flüssigkeit in der Lunge mit plötzlich auftretender Luftnot, die soweit ausgeprägt sein kann, daß leicht blutig gefärbter Schaum im Mund auftritt – eine lebensgefährliche Erkrankung, die einer sofortigen Krankenhauseinweisung und Behandlung auf der Intensivstation bedarf.

Ursachen für ein Lungenödem können zum Beispiel die plötzliche Erhöhung des Blutdrucks oder aber ein Herzinfarkt sein; bei einer bestehenden Herzinsuffizienz können viele Faktoren – oft unerkannt – zu einem Lungenödem führen.

In vielen Fällen liegt eine Mischform der Rechts- und Linksherzinsuffizienz vor. Die Behandlung besteht (nachdem versucht wurde, die Ursache zu erkennen) in körperlicher Ruhe, Entlastung des Kreislaufes beispielsweise durch Medikamente, die den Widerstand des Kreislaufs selbst verringern, durch Medikamente, die die Ausscheidung anregen; schließlich kann man Medikamente geben, die die Funktion des Herzens stärken.

Liegt eine Herzinsuffizienz vor – letztlich unabhängig von der Ursache –, muß der Patient sich so verhalten beziehungsweise schonen, daß keine Luftnot oder Ödeme auftreten: tägliches Wiegen, wenig trinken (1,5–2 Liter täglich), regelmäßig Einnahme von Medikamenten. Regelmäßige Kontrollen beim Kardiologen sind darüber hinaus unabdingbar.

Die coronare Herzkrankheit und der Herzinfarkt

Unter coronarer Herzerkrankung versteht man die Verengung der Herzkranzgefäße, die in aller Regel durch eine Verkalkung, also arteriosklerotische Veränderungen entsteht. Zunächst treten die Beschwerden nur bei starker Belastung auf, später bei leichter, schließlich in Ruhe, wenn die Verengungen soweit fortgeschritten sind, daß eine Ruhedurchblutung gefährdet ist.

Wie bereits geschildert, verspürt der Patient bei körperlicher Belastung ein Engegefühl hinter dem Brustbein im Sinne der oben beschriebenen Angina pectoris. Diese Beschwerden treten typischerweise bei Belastung auf, weil hier die Herzmuskulatur eine kräftige Durchblutung benötigt. Ist diese durch eine Verengung erschwert, tritt Sauerstoffmangel auf, der sich in aller Regel durch Schmerz bemerkbar macht. Der Charakter des Schmerzes ist verengend, wie ein Ring, ein Druck, wie eine Faust auf den Brustkorb, meist mit Angst, eine Art Vernichtungsschmerz verbunden; er strahlt in den linken Arm, zum Kiefer, in die linke Schulter, zwischen die Schulterblätter aus; oft tritt Luftnot dabei mit auf.

Eine besondere Form der Herzschmerzen besteht darin, daß sich bei Kälte nach dem Einatmen kalter Luft, auch ohne körperliche Belastung, Angina pectoris-Beschwerden zeigen.

Wir unterscheiden eine stabile Angina pectoris, die dadurch charakterisiert ist, daß Beschwerden immer bei gleicher Belastungsstärke auftreten. Eine instabile Angina pectoris, manchmal auch als Crescendo-Angina bezeichnet, äußert sich so, daß sich die Beschwerden zunehmend auch bei leichten körperlichen Belastungen bemerkbar machen, bis dahin, daß sie in Ruhe zu verspüren sind

Heute spricht man vom akuten Coronarsyndrom: Eine kritische Durchblutungsstörung kann durch eine bestimmte Veränderung am Gefäß so instabil sein, daß schon in Ruhe Beschwerden auftreten bis hin zum akuten Herzinfarkt.

Der Herzinfarkt stellt eine besonders dramatische Form der coronaren Herzerkrankung dar: Hier ist das Gleichgewicht zwischen Durchblutungsangebot und Durchblutungsbedarf der Herzmuskulatur nicht mehr gewährleistet, so daß es zu einem Untergang der Herzmuskulatur in den Bereichen kommt, die nicht mehr durchblutet sind. Sehr oft liegt ein fast kompletter Verschluß eines Gefäßes vor oder aber ein durchgehender Verschluß. Der Patient verspürt plötzlich einen akuten vernichtenden Brustschmerz, der auch in Ruhe entstehen kann, in Ruhe sich nicht bessert und häufig auch nicht unter Nitrospray besser wird. Dazu kommen Todesangst, Blässe, kalter Schweiß und möglicherweise Ohnmacht.

Auch heute noch verstirbt annähernd die Hälfte der Patienten an einem Herzinfarkt plötzlich zu Hause, ohne daß eine Hilfe rechtzeitig vor Ort sein kann. Der Tod tritt dann meistens durch Rhythmusstörungen ein: Der unter Sauerstoffmangel leidende Muskel oder der untergehende Muskel (Nekrose) sind elektrisch instabil und somit die Ursache von lebensbedenklichen Rhythmusstörungen. Treten sie im Krankenhaus auf, können sie durch sofortiges Eingreifen erfolgreich behandelt werden; treten sie zu Hause auf, besteht meist keine Möglichkeit, diese zu erkennen und rechtzeitig zu behandeln.

Besteht bei einem Patienten Verdacht auf Herzinfarkt, muß der Notarzt alarmiert werden. Dann gehört er so schnell wie möglich auf eine Intensivstation, damit eine Behandlung sofort eingeleitet und gleichzeitig mögliche Komplikationen rechtzeitig aufgefangen werden können.

Die Behandlung besteht darin, entweder den Gefäßverschluß medikamentös oder durch mechanische Dehnung wieder zu öffnen oder aber die Schäden durch Sauerstoffmangel so gering wie möglich zu halten. Typische Komplikationen können Rhythmusstörungen sein, das Auftreten einer Linksherzinsuffizienz, Klappenfehlfunktionen und einige seltenere Komplikationen.

Die Risikofaktoren, die im ersten Teil dieses Buches besprochen wurden, sind auch für die Entstehung einer coronaren Herzerkrankung ursächlich von großer Bedeutung. Noch wichtiger ist, wenn schon Beschwerden im

Sinne einer coronaren Herzerkrankung aufgetreten sind, diese Risikofaktoren konsequent auszuschließen. Dies gilt selbstverständlich auch für die Zeit nach einem durchgemachten Herzinfarkt, um das Risiko eines zweiten Infarktes zu vermindern. Es ist heute durch Untersuchungen hinreichend belegt, daß eine strenge und konsequente Reduktion der Risikofaktoren die Überlebensrate nach einem Herzinfarkt in einer Größe von 30–50 % verbessert.

Und es versteht sich von selbst, daß bei Auftreten von Beschwerden im Sinne einer coronaren Herzkrankheit unbedingt ein Kardiologe aufgesucht werden muß, um die notwendigen Schritte einzuleiten.

Nach einem durchgemachten Herzinfarkt muß ebenfalls in regelmäßigen Zeitabständen ein Kardiologe aufgesucht und mit ihm die Planung des Verhaltens und der Medikamente besprochen werden.

Die Erkrankung des Herzmuskels

Unter diesem Oberbegriff versteht man Erkrankungen des Herzmuskels selbst – mit verschiedenen Ursachen. Eine Entzündung des Herzmuskels wird als *Myokarditis* bezeichnet. Sie kann beispielsweise nach einem grippalen Infekt auftreten; häufig spürt der Patient eine verlangsamte Erholung oder verlängerte Rekonvaleszenz, leichte Luftnot oder Herzklopfen. In Extremfällen kann der Muskelbefall so intensiv sein, daß eine Herzvergrößerung vorliegt oder Zeichen einer Herzinsuffizienz mit Luftnot und eine deutlich verschlechterte Muskelkontraktionsfähigkeit des Herzens. Nur in seltenen Fällen bleibt dieser Zustand bestehen. In den meisten Fällen kann sich die

Muskelfunktion durch körperliche Schonung soweit zurückbilden, daß ein weitgehend normales Leben mit normaler Belastung möglich ist. Die meisten Fälle einer Myokarditis nach grippalem Infekt verlaufen sogar unbemerkt. Bei unklaren Situationen ist es auch hier ratsam, den Kardiologen rechtzeitig zu konsultieren. Diese Erkrankung läßt sich oft mit den Mitteln der anthroposophisch erweiterten Medizin wirksam behandeln.

Häufig vergesellschaftet mit dieser Muskelerkrankung finden wir eine *Perikarditis*, das ist eine Entzündung der äußeren Schicht des Herzmuskels; diese kann dazu führen, daß sich eine Wasseransammlung um das Herz herum bildet im Sinne eines Perikardergusses. Dieser kann, wenn er eine bestimmte Größe erreicht hat, die Füllungsfähigkeit des Herzens beeinträchtigen. Es können dann Zeichen einer Herzinsuffizienz auftreten, die jedoch nicht an einer Schwäche des Herzmuskels selbst liegen, sondern an der Kompression von außen. Eine Echokardiografie zeigt eine Herzvergrößerung, die Funktion des Herzens sowie einen Perikarderguß sehr gut und schnell.

Eine weitere, relativ seltene Erkrankung des Herzmuskels ist die *Verdickung der Herzmuskulatur* als Folge eines schlecht behandelten Bluthochdrucks. Man findet dann eine Verdickung der Herzmuskelwände, meist der linken Herzkammer, die in einer ersten Phase keinerlei Beschwerden verursacht. Gelingt es jedoch nicht, durch eine strenge Behandlung des Bluthochdruckes die Herzmuskelwanddicke wieder auf Normalmaß zurückzuführen, so kann im Laufe der Jahre eine Funktionsstörung dieses verdickten Muskels auftreten, die zum sogenannten Hochdruckherzen führt und damit zu Zeichen der Herzinsuffizienz. Dies unterstreicht um so mehr die Notwendigkeit einer konsequent durchgeführten Blutdrucksenkung, um diese Herzerkrankung zu vermeiden.

Unter dem Begriff der *Kardiomyopathie* versteht man eine Gruppe von Erkrankungen des Herzmuskels, deren Ursache wir bis heute letztlich nicht genau kennen. Man kann diese Erkrankung auch durch Ausschluß definieren, das heißt, nachdem eine Entzündung, ein Bluthochdruck oder Klappenerkrankungen ausgeschlossen worden sind.

Im wesentlichen handelt es sich um drei Krankheitstypen: Die dilatative Kardiomyopathie, die hypertrophe Kardiomyopathie und die hypertrophe obstruktive Kardiomyopathie.

Bei der dilatativen Kardiomyopathie liegt eine Vergrößerung des linken Herzens vor und eine Verschlechterung der Kontraktionsfähigkeit der linken Kammer. Es kommt zu Zeichen der Herzinsuffizienz, meist im Sinne der Linksherzinsuffizienz. Diese Erkrankung ist nur sehr schwer medikamentös zu beherrschen. In Extremfällen wird heute eine Herztransplantation diskutiert.

Die hypertrophe Kardiomyopathie ohne Obstruktion ist durch eine Muskelverdickung gekennzeichnet, die so extrem sein kann, daß eine Kontraktionsstörung auftritt. In der ersten Phase dieser Erkrankung kann medikamentös eine Hilfe gegeben werden, in fortgeschrittenen Stadien ist auch hier eine Herztransplantation zu diskutieren.

Die hypertrophe obstruktive Kardiomyopathie besteht darin, daß zusätzlich zur allgemeinen Muskelverdickung an der Ausflußbahn der linken Herzkammer wulstartige Muskelverdickungen auftreten, die die Entleerung des linken Ventrikels durch ihre Dicke behindern. Hier sind heute operative Möglichkeiten entwickelt worden, diese Muskelverdickung zu entfernen oder aber die Gefäße, die diese Muskelverdickung versorgen, zu verschließen, um diesen Wulst gleichsam durch einen künstlichen Herzinfarkt zu verkleinern.

Letztlich ist bei allen drei Formen dieser Erkrankung keine befriedigende Behandlung möglich. Eine familiäre Häufung ist bekannt. Rhythmusstörungen können den Krankheitsverlauf zusätzlich erschweren, und der plötzliche Herztod durch Rhythmusstörungen ist hier nicht auszuschließen.

Es gibt weitere Erkrankungen, die mit einer Schwächung der Muskelkraft einhergehen. Hier seien die zwei wichtigsten erwähnt: Zum einen die *Kollagenose*, das sind Erkrankungen des Bindegewebes. Dabei wird durch Einlagerung von Bindegewebe zwischen den Muskelfasern des Herzens die Kontraktionskraft zunehmend eingeschränkt. Es treten dann Beschwerden auf wie bei einer Herzinsuffizienz.

Nicht selten ist eine Schädigung des Herzmuskels durch übertriebenen Alkoholkonsum vorzufinden. Die alkoholische Kardiomyopathie kann in ausgeprägten Fällen ähnliche Verlaufsformen annehmen wie die dilatative Kardiomyopathie.

Die *Endokarditis* ist eine entzündliche Erkrankung der Klappen und des klappennahen Gewebes, die sehr ernst zu nehmen ist. Leider ist sie nicht immer leicht zu entdekken. Durch vorgeschädigte Klappen oder in Zuständen der verminderten Immunabwehr können sich Bakterien an den Klappenrändern festsetzen und dort rasenartige oder pilzartige Veränderungen hervorrufen. Die Klappen können durch die Entzündung selbst zerstört werden. Meist handelt es sich um einen Bakterienbefall; bei besonderen Bedingungen können auch andere seltenere Erreger diese Krankheit verursachen, so zum Beispiel eine Pilz-Endokarditis bei Drogenabhängigen oder bei HIV-Erkrankten.

Gelingt es nicht, durch eine intensive und wochenlange Antibiotikabehandlung die Entzündung der Klappen zurückzudrängen und zu heilen, kann die Klappe selbst so zerstört werden, daß ein operativer Klappenersatz notwendig wird. Dieser kann in besonders schwerwiegenden Fällen auch dann erforderlich sein, wenn es nicht gelingt, die Entzündung durch die Behandlung zu beherrschen.

Die Erkrankung zeigt sich durch allgemeine Schwäche, Fieber, Schlappheit, Herzklopfen sowie Entzündungszeichen im Blut und Herzgeräusche. In den meisten Fällen gelingt es, durch eine Herzschalluntersuchung die Diagnose zu stellen.

Bei vorgeschädigten Klappen wird eine Endokarditisprophylaxe durch Antibiotikagabe empfohlen, beispielsweise bei Zahnbehandlungen, Darmspiegelungen und anderen Maßnahmen, die eine kurzfristige Bakterienüberflutung des Blutes hervorrufen können.

Besteht der Verdacht hinsichtlich dieser Erkrankungen oder eine Unklarheit bezüglich der Funktion des Herzmuskels, sollte selbstverständlich ein Kardiologe aufgesucht werden, um hier möglichst rechtzeitig die Diagnose zu stellen und eine Behandlung zu beginnen.

Erkrankungen der Herzklappen

Es sollen hier im wesentlichen die erworbenen Klappenerkrankungen des Erwachsenenalters beschrieben werden. Die angeborenen Herzfehler und Mißbildungen des Säuglings werden hier nicht besprochen, da sie ein spezielles Gebiet der Kinderkardiologie darstellen und den Rahmen dieser Arbeit sprengen würden.

Prinzipiell kann eine Erkrankung dazu führen, daß eine Herzklappe schließunfähig wird; es liegt dann eine Insuffizienz vor, das Blut fließt also nach dem ungenügenden Schluß der Klappe wieder zurück in den Kreislauf.

Die zweite Möglichkeit besteht in einer Verengung der Klappe, Stenose genannt, die dazu führt, daß die Klappe sich nicht genügend öffnet und daß das Blut nur erschwert durch die Klappe durchfließen kann. Wir kennen kombinierte Formen beider Klappenveränderungen, so daß eine Schließunfähigkeit und eine Verengung gleichzeitig vorliegen kann.

Diese Klappenerkrankungen zeigen bei der Auskultation des Herzens typische Strömungsgeräusche zwischen den Herztönen. Durch eine gründliche Untersuchung mittels Herzschall lassen sich heute diese Klappenerkrankungen in den meisten Fällen auch gut erkennen und klassifizieren.

Ab einem gewissen Schweregrad der Erkrankung kann eine künstliche Klappe (Klappenoperation) eingesetzt werden, um die Durchgängigkeit wieder herzustellen oder die Schließunfähigkeit zu beheben. In seltenen Fällen wird es möglich sein, eine Klappe soweit zu rekonstruieren, daß trotz Operation ein Klappenersatz nicht notwendig ist.

Die Mitralstenose

In den meisten Fällen handelt es sich bei dieser Erkrankung um die Folgen durchgemachter Entzündungen; in früheren Zeiten war es typischerweise ein rheumatisches Fieber.

Die Mitralklappe liegt zwischen dem linken Vorhof und der linken Herzkammer. Bei einer Mitralstenose liegt eine Verengung der Klappe mit nachfolgender Erhöhung des Druckes im linken Vorhof vor, da das Blut nur unter erschwerten Bedingungen durchfließt. Schreitet die Erkrankung fort, kann der erhöhte Druck des linken Vorhofs sich auf den Lungenkreislauf ausdehnen; die Druckerhöhung der Lungenarterien führt zu Luftnot bei Belastung, zur Lungenstauung und schließlich zur Luftnot in Ruhe (man nennt das Krankheitsbild Pulmonalhypertonie oder Cor pulmonale). In weiter fortgeschrittenen Stadien treten Zeichen der Rechtsherzinsuffizienz auf.

In leichten Fällen der Erkrankung wird der Patient nur unter Belastung Luftnot haben, Hustenreiz, Beklemmung in der Brust und Herzklopfen; in schweren Fällen kommt es zu heftigen Anfällen von Luftnot mit Husten und schaumigem Auswurf. Die Kunst besteht darin, den Patienten zur Operation zu bringen, bevor sich ein Lungenhochdruck gebildet und/oder gefestigt hat. Eine Operation verbessert meist die Beschwerden des Patienten und verhindert die Entstehung eines Lungenhochdrucks.

Die Mitralinsuffizienz

Die Schlußunfähigkeit der Mitralklappe hat zur Folge, daß ein starker Rückstrom aus der linken Kammer in den linken Vorhof entsteht. Wir haben also ein sogenanntes Pendelblut, eine Menge Blut, das vom Vorhof in die Kammer gelangt und durch die Schlußunfähigkeit wieder zurück in den linken Vorhof strömt. Dies bedingt eine Volumenbelastung der linken Herzklappe aber auch des linken Vorhofs mit einer langsamen Vergrößerung des linken Vorhofs.

Die Ursachen einer Mitralinsuffizienz können vielfältig sein, von einer banalen leichten Schlußunfähigkeit ohne klinische Bedeutung (Mitralklappenprolaps zum Beispiel), bis zu akut auftretenden Schlußunfähigkeiten (zum Beispiel nach einem Herzinfarkt, durch Ruptur des Halteapparates der Klappe).

Da die Volumenbelastung vom Herz deutlich besser vertragen wird als eine Druckbelastung wie bei einer Mitralstenose, sind bei dieser Erkrankung oft lange Zeit keine Beschwerden zu bemerken. Auch hier können später Luftnot in Ruhe und unter Belastung auftreten.

Bei beiden Erkrankungen kann durch die Vergrößerung des linken Vorhofs eine Rhythmusstörung auftreten, die durch einen unregelmäßigen schnellen Pulsschlag gekennzeichnet ist, die wir Vorhofflimmern nennen.

Auch hier gilt es, den Zeitpunkt einer Operation vor dem Auftreten bleibender Schäden zu ermitteln.

Die Aortenstenose

Die Aortenklappe liegt am Ausflußtrakt der linken Herzkammer zwischen der linken Hauptkammer und der Hauptschlagader. Eine Verengung führt zu einer Erschwernis des Blutausflusses mit nachfolgender Verdikkung der Muskulatur der linken Kammer (Hypertrophie).

Die Klagen des Patienten stehen in enger Beziehung zum Ausmaß der Verengung. In leichten Fällen treten keine Beschwerden auf. In fortgeschrittenen Stadien finden wir rasche Ermüdbarkeit, Luftnot, Schwindel und Symptome, die einer Angina pectoris ähnlich sind. In schwereren Fällen kann bei plötzlicher Belastung sogar Bewußtlosigkeit auftreten, typisch beispielsweise beim Tragen einer Kiste Sprudel. Die Bewußtlosigkeit wird als Zeichen einer Minderdurchblutung des Gehirn gesehen, da durch die Verengung der Klappe bei Belastung nicht genügend Blut und damit Sauerstoff für die Gehirndurchblutung zur Verfügung steht.

Treten Bewußtlosigkeit auf und zeigen sich Veränderungen im EKG oder eine Herzvergrößerung im Röntgen, so ist im allgemeinen der Zeitpunkt erreicht, daß eine Operationsindikation gegeben ist. Durch echokardiografische Untersuchungen und Herzkatheteruntersuchung läßt sich der Zeitpunkt einer notwendigen Klappenersatzoperation noch besser und exakter entdecken und definieren.

Die Aorteninsuffizienz

Ähnlich wie bei der Mitralinsuffizienz entsteht auch hier ein Pendelvolumen: Nach jedem Auswurf fließt ein Teil des ausgeworfenen Blutes wieder in die linke Herzkammer zurück und ergibt so dort eine Volumenbelastung.

Die Elastizität der linken Herzkammer läßt zunächst auch größere Flüssigkeitsmengen zu, ohne daß Funktionsstörungen auftreten. Oft treten erst nach jahrzehntelangem Verlauf durch eine Verdickung der Muskulatur der linken Herzkammer und Durchblutungsstörungen Beschwerden auf. Es finden sich ebenfalls Zeichen wie Herzklopfen, Luftnot, zunächst bei stärkerer körperlicher Belastung, später bei leichter Belastung oder dann in Ruhe.

Auch hier kann durch eine Klappenersatzoperation eine Besserung herbeigeführt werden.

Tricuspidalstenose und Tricuspidalinsuffizienz

Die Tricuspidalklappe befindet sich zwischen dem rechten Vorhof und der rechten Herzkammer; Veränderungen sind in ihren Funktionsstörungen ähnlich zu beurteilen wie bei der Mitralstenose und Mitralinsuffizienz; diese Erkrankung ist aber ungleich seltener.

Die Beschwerden in leichten Fällen sind gering, in ausgeprägten Fällen treten Beschwerden im Sinne einer Rechtsherzinsuffizienz auf. Lediglich dann wird eine Operation durchgeführt. Man wird zunächst soweit wie möglich versuchen, die Klappe zu erhalten und zu rekonstruieren, da das Einsetzen einer künstlichen Tricuspidalklappe größere Probleme bereitet als bei der Mitralklappe.

Die Pulmonalklappe

Die Pulmonalklappe liegt am Ausflußtrakt der rechten Herzkammer zur Lungenhauptschlagader, die das Blut zur Lunge führt. Hier liegen ähnliche Phänomene vor wie bei der Aortenstenose. Die Pulmonalklappenfehler sind vergleichsweise selten.

Verhalten

Liegt eine Klappenerkrankung vor, müssen regelmäßige Kontrollen durchgeführt werden, um den optimalen Zeitpunkt für eine eventuell notwendig werdende Operation zu ermitteln. Natürlich müssen auch die Medikamente dem Zustand angepaßt werden.

Von Seiten des Patienten ist der Situation gemäße körperliche Schonung angebracht: Das Vermeiden von starker körperlicher Belastung kann das Fortschreiten der Klappenerkrankung verlangsamen.

Nach einer Operation muß bei künstlicher Herzklappe das Blut lebenslänglich ungerinnbar gemacht werden (durch Medikamente), um die Bildung eines Blutgerinnsels an der Oberfläche der Kunstklappe zu verhindern. Bioprothesen benötigen diese nicht risikofreie Behandlung nicht, halten aber nicht so lange wie künstliche Klappen.

Nach der Operation muß der Patient seine körperliche Belastung und sein Verhalten seinem Können anpassen: Die Grenzen werden von der Leistungsfähigkeit des operierten Herzens gegeben!

Zwei Erkrankungen angeborener Art können im Erwachsenenalter entdeckt werden oder sich erst dann zeigen. Es handelt sich um den Vorhofseptumdefekt und um den Ventrikelseptumdefekt.

Der Vorhofseptumdefekt zeichnet sich dadurch aus, daß in der Embryonalzeit auf Vorhofebene ein inkompletter Schluß der Vorhofscheidewand entstanden ist. In einer ersten Phase kann Blut vom linken Vorhof mit höherem Druck in den rechten Vorhof fließen. Solange diese Blutmenge gering ist, gibt es keine Belastung des rechten Kreislaufes. Bis zu einer gewissen Blutmenge (Volumenbelastung) kann diese Erkrankung weitgehend unbemerkt bis ins hohe Alter bestehen. Nimmt die Blutmenge zu, oder ist sie von vornherein so groß, daß es als Folge des erhöhten Volumens Veränderungen des rechten Vorhofs und des Lungenkreislaufes gibt, so treten Zeichen der

Rechtsherzbelastung auf bis hin zur pulmonalen Hypertonie. Auch hier gilt es, den richtigen Zeitpunkt abzupassen, um diesen Defekt der Scheidewand operativ zu schließen, bevor irreversible Veränderungen des rechten Herzens und der Lunge begonnen haben.

Ventrikelseptumdefekt: Hier hat man es mit einem Leck zu tun auf der Ebene der zwei Hauptkammern, also in der Scheidewand zwischen der rechten und der linken Kammer. Es wird auch in diesem Fall in einer ersten Phase das Blut von der linken Herzkammer in die rechte fließen, also von dem Gebiet mit hohem Druck in das Gebiet des niedrigeren Druckes. Somit handelt es sich wieder um eine Volumenbelastung, die bis zu einer gewissen Größe gut kompensiert werden kann.

Kleinere Defekte führen kaum zu Beschwerden, mittlere können durch eine Lungenstauung zu Luftnot führen. Größere Defekte können einen Druckausgleich zwischen der rechten und der linken Kammer bewirken mit einem gesteigerten Lungengefäßwiderstand und entsprechender Luftnot. Die Erkrankung kann soweit gehen, daß der Druck in der rechten Kammer größer wird als links, mit einer Umkehr des Blutflusses: Die Zyanose (blau-livide Verfärbung der Nägel und der Lippen) entsteht dann dadurch, daß sauerstoffarmes Blut von der rechten Kammer in den linken Kreislauf kommt.

Eine Operation mit Verschluß des Defektes muß auch hier erfolgen, bevor unwiderbringliche Veränderungen im rechten Ventrikel und im Lungenkreislauf entstanden sind.

Das große Kapitel der Rhythmusstörungen ist im Zusammenhang dieser Arbeit insofern schwer abzuhandeln, weil es ein großes und komplexes Gebiet ist und weil die Beschwerden, die der Patient spürt, oft nicht mit dem übereinstimmen, was am Herzen geschieht; viele Patienten spüren kaum etwas, und es kann trotzdem eine gravierende Rhythmusstörung vorliegen. Andere dagegen schildern gravierende Beschwerden, und es finden sich kaum schwerwiegende Rhythmusstörungen. Die Diagnose von Rhythmusstörungen kann letztlich zuverlässig nur durch EKG sowie 24-Stunden-Aufnahme des EKGs gestellt werden.

Es können überblicksartig zwei Gruppen von Rhythmusstörungen beschrieben werden: die einen auf Vorhofebene, weniger gravierend und meist nicht lebensbedrohlich; die anderen auf Kammerebene, gravierender und nicht selten lebensbedrohlich.

Die wichtigste Rhythmusstörung auf Vorhofebene ist das Vorhofflimmern/-flattern. Der Vorhof kontrahiert sich völlig unrhythmisch und gibt diesen unrhythmischen Impuls an die Kammer weiter. Das Endergebnis ist ein chaotisches, unregelmäßiges, mehr oder weniger schnelles Schlagen, was auch zu einer verminderten Belastbarkeit führen kann.

Diese Rhythmusstörung kann bei einer Überfunktion der Schilddrüse vorliegen, zeigt sich aber häufig bei Mitralklappenerkrankungen; sie kann bei vielen Patienten allerdings auch ohne erkennbare Ursache auftreten.

Das Problem dieser Rhythmusstörung ist die verminderte Belastbarkeit auf der einen Seite; anderseits die Möglichkeit der Bildung von Blutgerinnsel im Herzen, die dann ausgeschwemmt werden können und ein Bild wie ein Schlaganfall verursachen können. Dies ist der Grund, weshalb solche Rhythmusstörung medikamentös oder elektrisch in einen normalen regelmäßigen Sinusrhythmus zurückgeführt werden sollte. Wenn dies nicht gelingt, wird häufig eine gerinnungshemmende Substanz gegeben (meistens Marcumar), um die Bildung von Gerinnsel zu verhindern.

Es ist wichtig zu betonen, daß eine Regularisierung dieser Rhythmusstörung rasch erfolgen sollte; je länger sie andauert, desto schwieriger ist eine Rhythmisierung. (Wenn Vorhofflimmern länger als sechs Monate besteht oder/und der linke Vorhof vergrößert ist, so ist eine Rhythmisierung meist ohne Erfolg).

Eine weitere Form der Rhythmusstörung ist die supraventrikuläre Tachykardie – ein regelmäßiges schnelles Schlagen, das auf Vorhofebene entsteht. Verschiedene Ursachen können vorliegen, oft lassen sich aber keine faßbaren Gründe finden.

Der Patient verspürt ein Herzrasen (regelmäßig und schnell im Unterschied zur Unregelmäßigkeit des Vorhofflimmerns), oft Schwäche, Schweißausbrüche, Beklemmungsgefühl, Schwindel. So lästig diese Störungen sind – sie sind dennoch nicht lebensgefährlich; sie gehören korrekt diagnostiziert, damit eine richtige Behandlung begonnen werden kann. Dies sei ausdrücklich betont, da viele Patienten Angst, ja Todesangst bei diesen Rhythmusstörungen verspüren.

Weiter gibt es eine Reihe von Rhythmusstörungen, die man AV-Blockierungen nennt; sie bestehen in einer Störung der Übertragung des elektrischen Impulses vom Vorhof auf die Kammer. Diese Funktion kann nur im EKG entdeckt und analysiert werden. Der Patient spürt entweder gar nichts davon oder einen zu langsamen Pulsschlag; dieser kann mit Schwindel oder mit einer plötzlichen Bewußtlosigkeit einhergehen. Je nach Störung muß an eine Schrittmacher-Implantation gedacht werden.

Auf Kammerebene können Tachykardien auftreten, also ein zu schneller Kammerschlag, der in den meisten Fällen lebensbedrohlich ist, weil die Kammer so schnell schlägt, daß praktisch keine Blutbeförderung mehr möglich ist. Häufig verliert der Patient dann das Bewußtsein.

Wenn solche Rhythmusstörungen auftreten, liegt meist eine ernsthafte Ursache vor, wie beispielsweise ein Herzinfarkt, eine coronare Herzerkrankung, Muskelentzündung oder Narbenbildung nach Herzinfarkt. Es ist dann eine ausführliche elektrophysiologische Untersuchung notwendig, um herauszufinden, wo die Ursache dieser Störung liegt, damit dann medikamentös eingegriffen werden kann. In einzelnen Fällen gelingt das nicht erfolgreich, so daß ein sogenannter antitachykarder Schrittmacher eingebaut werden muß, der diese schnelle Form der Rhythmusstörung selbst abspürt und einen kleinen Elektroschock abgibt, um sie wieder zu beheben.

Wir haben weiterhin die große Gruppe von Rhythmusstörungen, die man Extrasystolen nennt. Hier handelt es sich um frühzeitige sogenannte Extraschläge, die bei einem durchgehenden regelmäßigen Rhythmus als Extraschlag zu spüren sind. In vereinzelter Form hat jeder Gesunde diese Extraschläge, meist merken wir sie nicht. Bei besonderen Situationen können sie gehäuft auftreten wie zum Beispiel bei Ermüdung, körperlicher Anstrengung, viel Kaffeetrinken, viel Rauchen, Schilddrüsendysfunktionen, grippalen Infekten oder anderem. Einige Formen dieser Rhythmusstörungen können jedoch eine Gefährlichkeit aufweisen, die dann behandlungsbedürftig wird.

Der Patient spürt in aller Regel wenig; wenn, dann merkt er den Extraschlag selbst kaum, sondern eher den nächsten, nachfolgenden normalen Schlag, weil die Blutfüllung stärker wird. Wenn solche Rhythmusstörungen auftreten, ist es ratsam, einen Kardiologen aufzusuchen, um zunächst die Rhythmusstörung korrekt zu erfassen, damit sie dann behandelt werden kann.

Ein Wort zum Herzschrittmacher

Herzschrittmacher sind kleine Geräte, die batteriegetrieben einen elektrischen Impuls an das Herz abgeben, wenn dort durch spontane Erregung ein zu langsamer Puls entsteht oder gar die spontane Erregung ganz ausfällt. Sie sind heute so programmiert, daß sie nur dann einen Impuls abgeben, wenn die Spontanfrequenz des Herzens unter eine kritische Grenze fällt – sie geben ihren Impuls also nur nach Bedarf ab (Demand-Schrittmacher).

Wichtig zu betonen ist, daß ein Herzschrittmacher lediglich in der Lage ist, bei einem zu langsamen Puls einen elektrischen Impuls abzugegen. Herzschrittmacher erzeugen keinen regelmäßigen Puls; sie verbessern oder verändern die Funktion der Muskelkontraktion nicht. Einzelheiten der Funktion eines Herzschrittmachers sollte jeder vor Einbau eines solchen mit seinem Herzspezialisten in aller Ruhe besprechen. Je nach Funktion muß nach einigen Jahren die Batterie (der Impulsgeber) gewechselt werden. Mit einem Schrittmacher lebt man *besser*, weil Schwindel oder Bewußtlosigkeit behoben sind, aber nicht *länger*. Auch ein Schrittmacherträger kann sterben, da das Herz die elektrischen Impulse nicht mehr beantwortet und so ein Herzstillstand entsteht. Dies sei hier deshalb betont, da viele Menschen Ängste entwickeln, mit Schrittmacher nicht mehr sterben zu können!

Ein Wort zum Herzkatheter

Die Untersuchung, die wir Herzkatheter nennen (oder Coronarografie) läuft folgendermaßen ab: Nach einer Lokalbetäubung an der rechten Leiste, wird eine dünne Plastikschleuse gelegt. Über diese werden verschieden lange und dünne Katheter (Schläuche) in das Herz vorgeschoben. Zunächst werden Druckmessungen in allen Abschnitten des Herzens und des Lungenkreislaufes vorgenommen. Anschließend wird Kontrastmittel in die linke Herzkammer gespritzt, die Funktion wird gefilmt, um sie später beurteilen zu können. Die Klappenfunktion wird dabei ebenfalls beurteilt. Je nach vorliegender Erkrankung können dann noch Spezialmessungen durchgeführt werden. Danach wird Kontrastmittel in die Herz-Kranz-Gefäße injiziert, um Veränderungen, Verengungen oder Verschlüsse feststellen zu können. Eine exakte Beurteilung erfolgt später anhand des Filmes.

Liegt eine Stenose (Verengung) vor, kann in gleicher Sitzung oder später eine Dehnung vorgenommen werden: Mit einem speziellen Katheter kann in verschiedener Weise die enge Stelle geweitet und so eine bessere Durchblutung erreicht werden.

Gelingt dies nicht, muß je nach Befund später eine Bypass-Operation vorgenommen werden: Nach Entfernung einer Beinvene wird diese als Umgehung (Bypass) von der Aorta bis hinter die Verengung angenäht, um die enge Stelle zu umgehen.

Was spürt der Patient vom Herzkatheter? Einmal die Punktion für die Lokalbetäubung – vom Vorschieben des Katheters verspürt er aber in aller Regel nichts. Das Spritzen des Kontrastmittels merkt er als kurze Hitzewallung. Die Filmaufnahme-Vorrichtung liegt um ihn herum, das verursacht aber keinen Schmerz.

Komplikationen können auftreten, sind aber selten. So können an der Einstichstelle Blutungen, ein Hämatom oder einen Gefäßverschluß hervorgerufen werden (eventuell wird hier eine Operation nötig). Am Herz können Rhythmusstörungen auftreten, bis hin zu einem Herzinfarkt – in extremen Fällen sogar der Tod. Alle Komplikationen zusammen liegen aber unter 1 %! Je kränker ein Mensch ist, desto höher kann das Risiko sein – um so wichtiger und notwendiger ist aber die Durchführung eines Herzkatheters, um eine richtige Behandlung zu planen und durchzuführen.

Patienten schildern in kurzen Worten ihre Erfahrung beim Herzkatheter folgendermaßen: »Das Schlimmste an der Untersuchung war die Angst davor!«

Allgemeine Verhaltensregeln

Je nach Befund muß sich das Verhalten des Patienten der neuen Situation anpassen. Seine Leistungsfähigkeit wird durch die Herzerkrankung begrenzt sein: Einzelheiten müssen mit dem Kardiologen besprochen werden. Einige allgemeine Regeln können jedoch aufgestellt werden.

Es wurde schon über Risikofaktoren gesprochen. Diese müssen konsequent angegangen werden (siehe dort). Ein krankes Herz ist nicht wie ein gesundes trainierbar. Sicher ist Bewegung gut, weil dadurch positive Effekte auf den Kreislauf entstehen; man verbraucht weniger Energie für die gleiche Belastung, weil der Bewegungsablauf harmonischer ist und die periphere Muskulatur besser Sauerstoff ausschöpfen kann.

Das ist nicht zu unterschätzen!

Aber: Jeder Herzkranke wird seine individuelle Grenze spüren, durch Luftnot, durch Angina pectoris, durch Herzklopfen, durch Schwäche und vieles andere mehr. Es gilt, diese Grenze auszuloten und zu kennen, um sie dann nicht zu überschreiten. Jedes Überschreiten der gegebenen Grenzen wird dem kranken Herzen auf Dauer Schaden zufügen, weil es nicht mehr die Reserven eines gesunden hat: Es wird seine Leistung schwächen und nicht verstärken.

Dies gilt für Belastungen zu Hause, im Garten, in der Freizeit und im Beruf. Die Einzelheiten muß jeder Patient mit seinem Kardiologen besprechen.

Notwendige Medikamente müssen regelmäßig eingenommen werden – man sollte keine Änderung eigenmächtig und ohne Rücksprache mit dem Kardiologen vornehmen; das kann gefährlich für einen selbst und für den Verlauf der Erkrankung sein!

Man achte auf sein Gewicht – eine schnelle tägliche Gewichtszunahme bedeutet meistens eine Wasseransammlung und muß rasch behandelt werden, um eine Lungenstauung oder gar ein Lungenödem zu verhindern. Also täglich oder jeden zweiten Tag wiegen. Jeder Herzkranke sollte darüber hinaus mit Flüssigkeitszufuhr vorsichtig sein!

Wenn Sie Reisen wollen oder müssen, lassen Sie sich Zeit. Zugfahren ist bequemer und streßarmer als Autofahren. Wenn Sie im täglichen Leben bei üblicher Belastung keine Beschwerden haben, können Sie in aller Regel auch fliegen – sofern Sie keine große Flugangst haben. Aber es ist ratsam, vor größeren Reisen die Situation mit Ihrem Arzt durchzusprechen.

Unter den Sportarten sind diejenigen zu bevorzugen, die Ausdauercharakter haben und bei denen man die Belastungsintensität gut steuern kann: Wandern, Spazieren gehen, Radfahren, Ski-Langlauf. Ein wichtiges Element dabei ist die Freude an der körperlichen Bewegung! Wegen Schwimmen fragen Sie Ihren Kardiologen.

Viele Patienten haben Ängste bezüglich ihrer *Sexualität* nach einer durchgemachten Herzerkrankung, beispielsweise nach einem Herzinfarkt. Leider können notwendige Medikamente die Libido (Geschlechtslust) wie auch die Potenz (Geschlechtskraft) verändern oder vermindern. Ein Gespräch mit dem Arzt und eine eventuelle Medikamentenänderung sind oft hilfreich.

Generell ist der Austausch von Zärtlichkeiten keine Belastung für das Herz. Oft wird jedoch leider sexuelle Aktivität mit Leistung in Verbindung gebracht oder verwechselt. Geschlechtsverkehr ist aber nach Untersuchungen keine größere körperliche Belastung als Treppensteigen oder schnelles Gehen. Dies kann ein vergleichender Hinweis sein. Ängste und Unsicherheiten auf diesem Gebiet lassen sich durch ein Gespräch mit dem Partner und mit dem Arzt beseitigen oder lindern.

Gerade mit den Mitteln der anthroposophisch-erweiterten Medizin oder mit homöopathischen und pflanzlichen Mitteln lassen sich Beschwerden eindrucksvoll lindern oder bessern – ohne Nebenwirkungen.

Eine sinnvolle Kombination mit Mitteln der sogenannten Schulmedizin ist notwendig. Im Gespräch mit dem erfahrenen Kardiologen läßt sich die notwendige medikamentöse Behandlung den individuellen Bedürfnissen und Notwendigkeiten des einzelnen Patienten anpassen. Häufig ist durch eine Änderung der Medikamente eine Besserung des Befindens eindrucksvoll zu erreichen.

Anzeigen

Weitere Themen und Autoren in dieser Reihe!

Olaf Koob

Die kranke Haut

Spiegel der Seele - Grenze zur Welt
Therapie und Prophylaxe

112 Seiten. Broschur

Aus dem Inhalt: Haut und Hülle · Unsere Haut · Spiegel und Grenze · Die Haut als Ganzheitsorgan in Gesundheit und Krankheit · Das Heringsche Gesetz und die Haut · Die Haut in der östlichen Heilkunde · Haut und Psyche · Die Allergie · Die Neurodermitis · Die Akne · Die Schuppenflechte · Haut und Licht · Die Gürtelrose · Das Pilzproblem.

Weitere Themen und Autoren in dieser Reihe!

VOLKER FINTELMANN

Schlaf und Schlafstörungen

Ein Problem unserer Zivilisation
Therapie und Prophylaxe

80 Seiten. Broschur

Aus dem Inhalt: Der gesunde Schlaf – seine Rhythmik, Regulation und Funktion · Schlafstadien · Schlafzyklus · Das Träumen · Der geistige Aspekt des Schlafes · Störfaktoren des Schlafs · Einschlaf- und Durchschlafstörungen · Narkolepsie · Schlafbegleitende Störungen · Schlafhygiene · Volks- und Hausmittel · Schlaffördernde Arzneimittel · Chemisch-synthetische Schlafmittel · Hypnotika.

MAYER

Weitere Themen und Autoren in dieser Reihe!

MARKUS TEICHLER

Das Therapieangebot in der Anthroposophischen Medizin

Menschengemäß aus Tradition und Innovation

126 Seiten. Broschur

Aus dem Inhalt: Geleitwort von Jürgen Schürholz · Heilbedarf heute · Zusammenfassung der Wirksamkeit der anthroposophischen Therapien · Pflege für Leib und Seele · Äußere Anwendungen - Arzneimittel aus der Natur · Die Heilmittel aus der Kultur · Die Kunsttherapien im einzelnen · Verstehen und Helfen für Geist und Seele · Psychotherapie · Biographie und Krankheit.

MAYER

Weitere Themen und Autoren in dieser Reihe!

CHRISTOPH TAUTZ

Kinderkrankheiten – Krankheiten im Kindesalter?

Schulmedizinische und anthroposophisch erweiterte Perspektiven

128 Seiten. Broschur

Aus dem Inhalt: Masern · Röteln · Scharlach · Diphterie · Windpocken · Mumps · Keuchhusten · Drei-Tage-Fieber · Pfeiffersches Drüsenfieber · Gelbsucht A und B · Borreliose · Kinderkrankheiten und Impfungen · Kinderkrankheiten: Ein Weg zur Individualisierung · Patient und Arzt in gemeinsamer Verantwortung · Konzept der anthroposophisch erweiterten Therapie.

MAYER